全国高等医学院校临床见习系列规划教材

皮肤性病学
临床见习指导

主　编　刘　随　段德鉴
副主编　王　玉　吴要群　金　汶
编　委　（按姓氏笔画排序）

丁玉玲　王　玉　王　雪　王　震
田　波　田　斌　刘　涵　刘　随
刘　斌　刘劲松　刘春雷　杨　静
吴　成　吴　蕊　吴方毅　吴要群
汪方玲　沈　艳　张　卓　罗丽敏
金　汶　金玉华　孟祖东　赵红梅
赵洪波　段宝学　段德鉴　耿雪瑞
唐吉云　梅爱华　董亚琦　景海霞
喻　标

科学出版社
北京

内 容 简 介

　　皮肤科是一门疾病病种繁多，需要反复认识的形态学课程。目前，随着医学知识的发展，皮肤科包含：性病学，美容皮肤科学，皮肤外科学，皮肤激光学，皮肤病理学等亚专业。对于一个临床医学生仅学习二十几个学时的理论课是无法理解和掌握相关皮肤病知识，为此，皮肤病学教学大纲要求至少十学时的见习课。为了更好地开展见习科学，我们结合皮肤科学特点及临床开展的工作情况，编写了《皮肤性病学临床见习指导》。该书共分六部分，包括：皮肤科见习相关要求，皮肤科常用实验诊断见习，皮肤科常用物理治疗见习，皮肤科治疗外用药物见习，皮肤科疾病见习，其中每一部分都按目的要求，预习内容，学时要求，见习内容四部分编写。同时，书后附有皮肤科复习题，皮肤科临床病例图像，便于同学们学习时参考。

图书在版编目(CIP)数据

皮肤性病学临床见习指导 / 刘随，段德鉴主编. —北京：科学出版社，2016.9

全国高等医学院校临床见习系列规划教材

ISBN 978-7-03-049819-9

Ⅰ.①皮… Ⅱ.①刘… ②段… Ⅲ.①皮肤病学-实习-医学院校-教学参考资料②性病学-实习-医学院校-教学参考资料 Ⅳ.①R75-45

中国版本图书馆 CIP 数据核字(2016)第 206173 号

责任编辑：王　超　胡治国 / 责任校对：张小霞
责任印制：徐晓晨 / 封面设计：陈　敬

科学出版社出版

北京东黄城根北街 16 号
邮政编码：100717
http://www.sciencep.com

北京建宏印刷有限公司 印刷

科学出版社发行　各地新华书店经销

*

2016 年 9 月第　一　版　　开本：787×960　1/32
2018 年 1 月第三次印刷　　印张：3　插页：16
字数：41 000

定价：55.00 元
(如有印装质量问题，我社负责调换)

总　前　言

　　临床见习是医学教育的重要环节，是医学生由基础理论学习向临床实践过渡的桥梁，是培养和提高医学生运用所学理论进行逻辑思维及临床综合运用能力的重要途径。临床见习阶段，医学生在带教教师指导下，接触病人，结合病人病情，运用所学基本知识，开拓思维。通过临床见习培养学生的观察能力、分析能力和临床思维能力，为顺利进入毕业实习做好准备。

　　为提高临床医学生临床实习效果，丰富其专业理论知识，根据我校临床教学的实际情况，结合临床专业教学工作特点，特组织各学院医疗与教学一线骨干编写了这套临床见习系列教材，以期为医学生顺利完成实习任务，巩固课本知识，培养临床思维，提高综合技能水平提供帮助。

　　本套临床见习系列教材，涵盖了诊断学、医学影像学、内科学、外科学、麻醉学、妇产科学、儿科学、神经与精神病学、传染病学、眼科学、耳鼻咽喉头颈外科学、口腔科学、皮肤性病学、中医学14 门临床医学专业内容；同时还编写了麻醉学专业、康复治疗学专业、护理学专业临床见习指导。

每册内容基本包括目的要求、预习内容、学时数、见习内容、思考题五部分。

本套丛书层次清晰，结构紧凑，内容衔接紧密，不失为医学生临床见习指导可选的一套优秀丛书。

由于时间仓促，一线医疗与教学骨干业务繁忙，内容难免出现纰漏之处，还望读者批评指正。

湖北医药学院

2016 年 8 月 1 日

前　言

　　皮肤性病学是一门形态学认识的课程，在学习过程中需要反复认识皮肤性病的各种临床表现。各个医药学院皮肤性病学教学大纲要求皮肤性病学见习至少要安排 10 个课时，可见该学科见习课在本专业课程中的重要性。我们组织附属五个学院的皮肤性病学教研室老师编写皮肤性病学见习指导手册，该手册主要选取皮肤性科常见疾病，除了规定的见习内容要求外，书后附有皮肤性病相关疾病图片，便于同学们见习学习时参考。由于编写者对皮肤性病专业知识认识的差异性，编写内容一定有不足之处，恳请同道、学生、读者指正。

刘　随　段德鉴

2015 年 11 月 29 日

目　　录

第一章　皮肤科见习相关要求

第一节　皮肤科见习基本要求

1. 提前预习见习相关内容，做好见习心理准备。
2. 按时到达见习地点，服从带教老师分组安排。
3. 尊重患者，充分保护患者隐私权，在老师引导或指导下进行问诊或体格检查。
4. 不要在病区或门诊打闹，喧哗，不要在公共场所谈论见习患者相关病情。
5. 尊重带教老师及科室相关工作人员（护师，技师等）。
6. 没有患者同意及带教老师允许不能拍摄患者病情相关文件及图片资料。
7. 见习完毕后请认真填写见习报告（或见习反馈表），保持见习教室环境干净，整齐。

第二节　见习手卫生规范

为了保护同学门自身安全，防治医源性感染，控制院内感染特别提醒同学们注意手卫生。

1. 手卫生基本原则

（1）当接触患者血液、体液、分泌物后，或手部肉眼可见的污染时，应采用皂液（或洗手液）和流动水洗手。

（2）当手部无肉眼可见污染时，只使用速干型手消毒剂消毒双手。

（3）医务人员手卫生的"五个重要时刻"（2前3后）：

1）直接接触每个患者前。

2）进行侵入性操作、无菌操作或接触无菌物品前。

3）直接接触病人后。

4）接触患者血液、体液、分泌物后。

5）接触患者周围环境及物品后。

2. 手卫生的时间

（1）洗手液洗手时间：揉搓时间大于 15 秒，整个过程 40～60 秒。

（2）使用速干手消毒剂时间：整个过程要 20～30 秒。

（3）外科洗手、消毒时间：整个过程 2～6 分钟。

第二章 皮肤科常用实验诊断见习

特别说明：每个医院科室实验设备不一样，操作不同，以下操作说明供同学们见习时参考，如有差异以见习老师讲解为准。

【目的要求】

熟悉皮肤科常用实验诊断。

【预习内容】

皮肤科常用实验诊断项目及临床意义。

【学时数】

1～1.5 学时。

【见习内容】

1. 皮肤科常用实验诊断项目操作及检测结果解读。

2. 在老师带教下检查一次真菌或螨虫。

第一节 皮肤组织病理活检

【概述】

切除一定的皮肤组织进行病理检查，以明确诊断，了解病情。

【适应证】

皮肤肿瘤及癌前期病变；某些感染性皮肤病，

如麻风、结核、深部真菌病等，可找到病原体或呈特殊的肉芽肿性病变；大疱性皮肤病及皮肤血管炎类疾病，有助于诊断及分型；具有相对特异性组织改变的皮肤病，如结缔组织病，皮肤淀粉样变等，可协助诊断。

【禁忌证】

无绝对禁忌证，下列情况应特别注意。

1. 瘢痕体质。

2. 出血倾向。

3. 精神病。

4. 严重内脏疾患。

5. 全身或局部明显感染者。

【操作方法及程序】

1. 着装　术者更换手术衣、换鞋子、戴帽子、口罩。

2. 根据医嘱查对病人姓名并进行常规术前谈话签署知情同意书。

3. 准备用物　消毒物品、手术包、缝线、纱布、固定液等。

4. 准备病人　患者取合适体位，充分暴露待取材部位皮肤，标记手术区域。若取材部位为毛发部位，提前清洁、备皮。

5. 手术取材　术区常规消毒，术者戴无菌手套，铺巾，以 2%利多卡因注射液局部浸润麻醉。在标记处沿皮纹方向作长 1cm 和宽 0.3～0.5cm 的梭形切口，刀锋沿皮面垂直，切取皮损应包括皮下组织，底部与表面宽度应一致，切忌过度钳夹所取组织以免造成人为的组织改变。伤口处间断全层缝合。缝合完毕后用纱布卷滚动挤压以排出积血。以无菌敷料加压包盖，胶布或绷带固定。

6. 标本处理　切下的组织应立即放入装有95%乙醇液或10%甲醛液的玻璃瓶中固定并标记姓名、部位，或将其平放于湿润生理盐水纱布上以防卷曲，之后立即固定，如需做免疫病理，则立即将组织标本4℃保存。

7. 手术结束，清理器材及用物。

8. 交代注意事项　手术伤口 3 天更换敷料，1周左右拆线。关节部位 10～14 天拆线。嘱患者保持创面清洁、干燥，如出现红肿，疼痛，出血，渗液等特殊情况，及时来院处理。

9. 记录。

【注意事项】

1. 皮损选择注意事项

（1）选择充分发展的损害，因为多数皮肤病早期损害的病变常为非特异性，而晚期病变大多处于恢复或变性、坏死阶段。

（2）疱疹性皮肤病以及含有致病微生物的损害应选择早期皮肤损害，且最好在损害出现 24～48 小时内取材，否则易发生继发性改变，难以辨认原发病变。

（3）环状损害应选择损害的活动性边缘部分，因中央非活动部分的病变可能已经趋于消退而难以发现典型病变。

（4）结节性损害切取标本时应包括皮下组织，因不少该类皮肤病的典型病变发生在皮下组织。

（5）应尽量避免在面部等暴露部位或关节活动部位取材，以免影响美观和活动。

（6）应尽量避免在腋窝或腹股沟等处取材，因这些部位皮肤由于摩擦、搔抓等发生轻度萎缩。

（7）老年患者最好不要在下肢取材，因该处由于血液循环淤滞，可能已经发生了含铁血黄素的沉着。

2. 手术中注意事项

（1）手术切口选择应尽量与皮肤张力线一致，缝合时组织张力小，可减少瘢痕形成。

（2）局部浸润麻醉范围大于拟切口边缘 1cm，不要直接在皮损内注射麻醉药，以免造成人工假象，影响诊断。间断进针，回抽无血液后再推药，以免误注入血管内。

（3）切缘锐利整齐，尽量不要在切口上来回用刀切割，使组织形成多条刀口，加重组织损伤，影响伤口愈合。要垂直切取标本，防止切下楔形组织块。

（4）夹取组织时，动作要轻柔，勿用力挤压，尽量夹持切下组织的两端，切忌夹持中央部分，以免造成人工假象，影响病理诊断结果。

（5）缝合时组织对合紧密，不留死腔，以免因积血、积液导致切口延迟愈合；进针应与皮面垂直，伤口两侧进针深度一致，两侧皮缘的边距、针距应均匀一致，使切口缝合平整，否则会影响愈合效果。

（6）注意无菌操作，避免交叉感染。特别是在对疑为传染性疾病的取材时尤应注意。

第二节　斑　贴　试　验

【概述】

斑贴试验是确定皮炎湿疹患者的致敏原一个简单、可靠的方法。当患者因皮肤或黏膜接触致敏原产生过敏后，在同一致敏原或化学结构类似、具有相同抗原性物质在接触到体表的任何部位，就将很快在接触部位出现皮肤炎症改变。斑贴试验就是利用这一原理，人为地将可疑的致敏原配置成一定浓度，放置在一特制的小室内敷贴于人体遮盖部位

（常在后背、前臂屈侧），经过一定时间，根据有否阳性反应来确定受试物是否系致敏原（即致敏物质）。目前临床用于检测Ⅳ行超敏反应。

【适应证】

接触性皮炎，湿疹，化妆品皮炎等。

【禁忌证】

1. 皮肤疾病处于急性期时。

2. 实验前三天至检查期间应用过抗组胺药及糖皮质激素。

3. 精神病。

【注意事项】

1. 夏季最好不要做斑贴实验。

2. 做斑贴实验不要洗澡饮酒及搔挠斑试部位。

3. 儿童慎重选择做斑贴实验。

4. 必须嘱咐受试者，如发生强烈反应，可随时去掉斑试物。

5. 应保持斑试物在皮肤上48小时，尽量不要过早地去除斑试物，试验部位要有标记，胶带粘贴一定要密闭，以避免出现假阳性结果。必要时（如高度怀疑对该变应原过敏而72小时呈阴性者），在斑贴后第七天进行第三次观察或重复试验。

【试验步骤】

1. 试验部位　上背部脊柱两侧的正常皮肤。

2. 去除斑试器的保护纸、将准备好的变应原按顺序置于铝制斑试器内。斑试物排练顺序为自上→下，自左→右并做标记。

3. 将加有斑试物的斑试器胶带自下向上贴牢、贴平并用手掌轻轻压几下，以便排出空气。

4. 斑贴试验时间　48 小时。

5. 观察结果时间　贴敷后 48 小时，首先去除斑试器，为避免斑试器压迫皮肤所可能造成的反应，应在去除斑试器至少 30 分钟后观察结果。

【判断标准】

（?）——可疑反应；仅有微弱的（不清楚的）红斑。

（+）——弱（无疱的）阳性反应；红斑、浸润、可能有红色小丘疹。

（++）——强（水疱）阳性反应；红斑、浸润、丘疹非小水疱。

（+++）——极度的阳性反应；红肿并有大疱。

（−）——无反应。

第三节　真菌检查

【标本采集】

浅部真菌的标本有毛发、皮屑、甲屑等，标本在分离前常先用 75%乙醇液消毒。深部真菌的标本可根据情况取痰、尿液、粪便、脓液、口腔或阴道分泌物、血液、脑脊液、各种穿刺液和活检组织，采集标本时应注意无菌操作。

【检查方法】

真菌检查的方法主要有：

1. 直接涂片　为最简单而重要的诊断方法。取标本置玻片上，加一滴 10%KOH 溶液，盖上盖玻片，在酒精灯火焰上稍加热，待标本溶解，轻轻加压盖玻片使标本透明即可镜检。可用于检查有无菌丝或孢子，但不能确定菌种。

2. 墨汁涂片　用于检查隐球菌及其他有荚膜的孢子。方法是取一小滴墨汁与标本（如脑脊液）混合，盖上盖玻片后直接镜检。

3. 培养检查　可提高真菌检出率，并能确定菌种。标本接种于葡萄糖蛋白胨琼脂培养基（SDA）上，置室温或 37℃培养 2 周，必要时可行玻片小培养协助鉴定。菌种鉴定常根据菌落的形态及显微镜下形态判断，对某些真菌，有时尚需配合其他鉴别培养基、生化反应、分子生物学方法确定。

第四节　蠕形螨、疥螨和阴虱检查

【蠕形螨检查】

选取鼻沟、颊部及颧部等皮损区，用刮刀或手挤压,将挤出物置于玻片上,滴一滴生理盐水,盖上盖玻片并轻轻压平,镜检有无蠕形螨。

【疥螨检查】

选择指缝、手腕的屈侧等处未经搔抓的丘疱疹、水疱或隧道,用消毒针头挑出隧道盲端灰白色小点置玻片上,或用蘸上矿物油的消毒手术刀轻刮皮损 6~7 次,取附着物移至玻片上,滴一滴生理盐水后镜检。

【阴虱检查】

用剪刀剪下附有阴虱和虫卵的阴毛,以 70%乙醇或 5%~10%甲醛溶液固定后放在玻片上,滴一滴 10%KOH 溶液后镜检。

第五节 滤过紫外线检查(Wood 灯检查)

【概述】

滤过紫外线(Wood 灯)是高压汞灯发射出的波长为 320~400nm 的光波,可用于色素异常性皮肤病、皮肤感染及卟啉病的辅助诊断,也可观察疗效。

【操作方法】

在暗室内将患处置于 Wood 灯下直接照射,观察荧光类型。

【临床意义】

色素减退、色素脱失或色素沉着性皮损更易与正常皮肤区别。假单胞菌属感染发出绿色荧光，铁锈色小孢子菌、羊毛状小孢子菌等感染为亮绿色荧光，黄癣菌感染为暗绿色荧光，马拉色菌感染为棕色荧光，紫色毛癣菌和断发毛癣菌感染无荧光。皮肤迟发性卟啉病患者尿液为明亮的粉红-橙黄色荧光，先天性卟啉病患者牙、尿、骨髓发出红色荧光，红细胞生成性原卟啉病患者可见强红色荧光。局部外用药（如凡士林、水杨酸、碘酊等）甚至肥皂的残留物也可有荧光，应注意鉴别。

第三章 皮肤科常用物理治疗见习

特别说明：每个医院科室物理治疗设备不一样，操作不同，以下操作说明供同学们见习时参考，如有差异以见习老师讲解为准。

【目的要求】

熟悉皮肤科常用物理。

【预习内容】

皮肤科常用物理治疗方法。

【学时数】

1～1.5 学时。

【见习内容】

1. 皮肤科常用物理治疗方法具体操作。

2. 皮肤科常用物理治疗原理及选择依据。

第一节 高频电治疗

【概述】

使用高频电灼去除表浅性损害。

【适应证】

各种病毒疣（尖锐湿疣、寻常疣、丝状疣等），良性皮肤肿瘤（脂溢性角化病、汗管瘤、化脓性肉芽肿等)。

【禁忌证】

1. 心脏起搏器使用者及体内金属物植入者。

2. 孕妇。

3. 有严重的内脏系统器质性病变者。

【操作方法及程序】

1. 着装　着装整洁，术者戴口罩、帽子。

2. 查对病人姓名并进行常规术前谈话签字。

3. 准备机器　开机预热 2～3 分钟，根据皮损情况调整治疗所需的功率大小；选择手动或脚动按钮；按启动键。

4. 准备病人　根据病变的部位选择合适的体位。

5. 治疗　常规消毒，戴手套，以 2% 利多卡因注射液局部浸润麻醉；表浅者(丝状疣、脂溢性角化病、汗管瘤等)也可行利多卡因凝胶表面麻醉(需提前 30 分钟)。持高频电针对准皮损，认真仔细进行灼烧，尽可能不留病灶，减少复发。治疗中可用棉签或纱布清理焦痂，以利于进一步灼烧。灼烧的深度根据疾病的深度调整。

6. 治疗结束交代注意事项及复诊时间　术后尽量保持创面清洁、干燥，每日涂抗生素软膏 1～2 次。创面结痂后任其自行脱落。尖锐湿疣患者治疗期间避免性生活，并注意消毒与隔离。并动员患者配偶或性伴侣及时到医院检查治疗，避免治愈后重复感染或交叉感染。每两周复查一次，直至最后一次术后半年无复发为止。

7. 关机，消毒探头，清理用物。

8. 记录。

第二节　光动力治疗

【概述】

利用光能激活化学反应，通过形成单线态氧或其他自由基诱导细胞凋亡，有选择破坏病变组织，达到治疗效果。

【适应证】

1. 病毒疣　尖锐湿疣（尤其是复发性尖锐湿疣、尿道口尖锐湿疣、肛周尖锐湿疣）、扁平疣、寻常疣、跖疣等。

2. 皮肤肿瘤　基底细胞癌，Bowen 病，鳞状细胞癌，Paget 病（湿疹样癌）等。

3. 癌前病变　日光性角化病、红斑增生病、黏膜白斑、鲍温样丘疹病等。

【禁忌证】

1. 对光敏剂过敏的患者。

2. 孕妇。

3. 有严重的内脏系统器质性病变者。

【操作方法及程序】

1. 治疗前向患者充分解释治疗方法及注意事项，并签署知情同意书。

2. 病人准备　主要是对患处的清洁，若患处有渗出或结痂等情况，再不引起患处出血的情况下暴露出新鲜疣体。

3. 配药　用 0.3ml 的凝胶或 0.5ml 注射用水溶解药物，于治疗前将 5-氨基酮戊酸调制成浓度约为20%的凝胶或溶液，整个过程必须避光。

4. 敷药　如为凝胶，应均匀涂在患处及周边，待凝胶干后可直接以保鲜膜覆盖，外面盖以黑色的棉片避光。如为溶液，用注射器将药液均匀打到与皮损大小基本一致的棉片上，再将棉片覆盖在患处及周边，外面覆以保鲜膜及黑色棉片。

5. 封包　病毒疣的封包时间为 3～5 小时，皮肤肿瘤及癌前病变时间为 2～3 小时以内。

6. 开启机器，用波长为 635nm，光斑直径为4cm 的激光局部照射皮损。一般照射时间为 20 分钟，机器发光光源距离患处 10～15cm，根据患者的耐受力将能量密度控制在 80～100J/cm^2。注意患者眼睛的防护。

7. 预约下次治疗时间　一般每 7～10 天治疗一次，3～5 次为一个疗程。

8. 关机、清理用物、消毒。

9. 记录。

【注意事项】

治疗后注意记录各种不良反应（如瘙痒、红斑、灼热感等），如有不良反应及时对症处理（如冷喷，冷敷等），嘱患者治疗后 24 小时内避光。

第三节　LED 治疗（红蓝光照射）

【概述】

415nm 蓝光（激发皮肤酶质内的卟啉释放单态氧有效杀死痤疮丙酸杆菌，并减轻炎症反应），治疗痤疮，粉刺和痘印。

630nm 红光（促进血液循环，刺激胶原生长，增强皮肤弹性，修复敏感皮肤），美白嫩肤，收缩粗大毛孔。同时加快炎症的吸收，促进肉芽组织的生长，加速细胞及伤口、溃疡的愈合，促进受损神经再生及细胞修复过程。

【操作方法及程序】

1. 根据医嘱行 LED 治疗仪照射，核对患者及腕带。

2. 着装整洁，洗手。

3. 评估患者的皮肤情况，并向患者说明 LED 治疗仪照射方法和注意事项，取得理解和配合。

4. 准备用物　LED 治疗仪一台，床单元、中单、护目镜、治疗卡。

5. 推仪器至床旁，核对，协助患者取舒适体位，充分暴露皮损，戴护目镜。

6. 开启仪器电源开关，设备进入自校阶段，待自校完毕后，操作面板上显示进入待机状态，调整治疗仪支架到合适部位，点击"F3"红光键开始工作。

7. 巡视患者，照射是否与皮损相对，体位是否舒适，告知患者治疗时不得随意移动治疗仪。

8. 照射完毕，仪器有声音提示，关电源，再次核对，整理床单元。

【注意事项】

1. 孕妇、装心脏支架和心脏起搏器的患者，应当停止治疗。

2. 严禁用光照射眼睛，使用时佩戴护目镜。

3. 操作人员在操作时佩戴护目镜，保护眼睛。

第四节　二氧化碳点阵激光治疗

【概述】

它是将激光的高能量光束通过光栅分散成排

列规则的微小的点状光束，光作用到皮肤上后，在皮肤上造成了许多均匀排列的点状微区损伤，点与点之间留有正常皮肤组织（称为微桥），不像传统激光那样大片状的治疗，但同样可通过表皮剥脱的过程，去除浅表的皮肤光老化病变，改善肤色，去除色斑，同时通过热损伤刺激作用启动机体自然愈合机制，促进新胶原蛋白再生，使肌肤皱纹、质地和肤色逐步得到显著改善。而主要用于去除皮肤浅表赘生物及色素痣。

【操作方法及程序】

1. 根据医嘱行二氧化碳点阵激光治疗，核对患者及腕带。

2. 着装整洁，洗手。

3. 评估患者的皮肤情况，并向患者说明二氧化碳点阵激光治疗注意事项，取得理解和配合。

4. 准备用物　点阵激光治疗仪一台，床单元、中单、治疗卡。

5. 推仪器至床旁，核对，协助患者取舒适体位，充分暴露皮损部位。

6. 开启仪器电源开关，根据治疗需要调节"功率"，将激光灯对准皮损部位，点击"待机"，再按"启动"键开始工作。

7. 治疗时观察皮疹变化及患者有无不适。

8. 告知患者治疗时不得随意移动治疗仪。

治疗完毕关电源，再次核对，整理床单元。

【注意事项】

1. 照射前保持皮损清洁，不要涂擦油剂、软膏，以免影响激光透过率降低疗效。

2. 近眼部治疗时，须带防护眼罩，避免光源直射眼部，刺伤眼睛。

3. 儿童治疗时应有家属陪伴。

第五节　紫外线光疗

【概述】

紫外线可分长波、中波、短波。目前临床常用窄谱中波紫外线（NB-UVB）其波长为 311～313nm，作用机制：诱导 T 细胞凋亡，抑制朗格汉斯细胞数量和功能，抑制免疫反应等生物学效应。

【操作方法及程序】

1. 根据医嘱行紫外线光疗仪照射，核对患者或腕带。

2. 着装整洁，洗手。

3. 评估患者皮损情况，向患者说明紫外线光疗仪照射的方法和注意事项，并让其仔细阅读紫外线光疗仪照射注意事项书，并签字，取得理解和配合。

4. 准备用物 紫外线光疗仪一台、护目镜、头罩、治疗卡。

5. 操作者准备好用物,再次核对患者姓名。

6. 患者戴护目镜和头罩,保护乳房、会阴皮肤。将需要治疗部位的皮肤完全暴露,遮挡正常皮肤。

7. 开机预热,根据皮损情况设定 UVA、UVB 照射剂量,按"启动"键开始工作。

8. 照射完毕关机,仪器有声音提示,再次核对,整理用物,记录本次治疗的紫外线照射剂量,照射时间,皮损情况。

9. 指导患者休息,告知患者观察治疗后 1~2 天皮肤有无发红,疼痛,水疱或大疱等,并及时通知医生。

【注意事项】

1. 操作过程中操作者及患者均应使用紫外线护目镜,防止白内障的发生。

2. 治疗时注意遮盖正常及乳房、会阴部位的皮肤。

3. 治疗期间应避免日晒,避免内服或外用其他光敏药物,以免发生严重光毒性反应。

4. 由于长期大剂量治疗的安全性还有疑问,可能诱发皮肤癌,应避免长期反复大剂量应用。

第六节　皮损内注射

【概述】

使皮损完全软化、变平，瘙痒或疼痛消失。

【操作方法及程序】

1. 核对医嘱，经两人核对无误行皮损内注射治疗。

2. 核对患者姓名或腕带，并向患者说明皮损内注射的目的和方法，评估患者的皮损情况，取得患者的理解和配合。

3. 着装整洁，洗手，戴口罩。

4. 准备用物　治疗盘、棉签、碘伏、注射药物、无菌 2ml 注射器、治疗卡、弯盘。

5. 携用物至床旁，核对后，按医嘱抽吸药液，注射部位取合适的体位，充分暴露皮损，常规消毒，皮肤待干，根据皮损面积大小持 2ml 注射器呈 5°角刺入皮损，边退针，边推注药物，直至有皮丘隆起，并随时观察病情变化，注射完毕迅速拔出针头，用棉签按压止血。

6. 再次核对，并告知相关注意事项，整理床单元。

7. 按要求分类处理用物，洗手，脱口罩。

【注意事项】

1. 严格执行查对制度和无菌操作制度。

2. 将药物注射到皮损内时,以组织表面呈现白色为最佳。

3. 避免将药液注射到皮下正常组织内,以免造成皮下萎缩、坏死等。

4. 数次注射后的皮损,逐渐变软、变薄,高度与正常皮肤相等时,应停止注射。

5. 注射完药液后嘱患者休息 15～20 分钟后无任何不适(心慌、胸闷、头晕、出冷汗)方可离开。

第七节 软 疣 刮 除

【概述】

刮除疣体,治愈疾病。

【操作方法及程序】

1. 核对医嘱,经两人核对无误行包软疣刮除治疗。

2. 核对患者姓名或腕带,并向患者说明软疣刮除的目的和方法,评估患者的皮损情况,取得患者的理解和配合。

3. 着装整洁,洗手,戴口罩。

4. 准备用物 治疗盘、碘伏、暗疮针、棉签、无菌血管钳、一次性薄膜手套、治疗卡、无菌纱块、弯盘。

5. 携用物至床旁，核对后，根据皮损部位取合适的体位，充分暴露疣体，常规消毒，皮肤待干，使用无菌血管钳或暗疮针快速夹破或刮除疣体，用棉签按压止血，酒精清洗局部血迹。

6. 再次核对，告知相关注意事项，整理床单元，分类整理用物，清洗血管钳（暗疮针），待干后送供应室消毒。

7. 洗手，脱口罩。

【注意事项】

1. 严格执行查对制度和无菌操作原则。

2. 一人一钳，防止交叉感染。

3. 如合并细菌感染者应外用抗生素，待感染消除后再实施软疣刮出术。

4. 刮疣后2天内避免沾水，保持创面清洁干燥。

5. 注意个人卫生，高温消毒用物。

第八节 包　　敷

【概述】

增加药物吸收，提高疗效。

【操作方法及程序】

1. 核对医嘱，经两人核对无误行包敷治疗。

2. 核对患者姓名及腕带，并向患者说明包敷的目的和方法，评估患者的皮损情况，取得患者的理解和配合。

3. 着装整洁，洗手，戴口罩。

4. 准备用物　包敷药物、棉签、剪刀、纱布、绷带、通气胶带、胶布、一次性薄膜手套、治疗卡、弯盘。

5. 携用物至床旁，再次核对后，充分暴露包敷的部位，将药物均匀涂抹于皮损部位，纱布厚度以2～3层为宜，平贴于皮损上，通气胶带初步固定后，再用绷带固定。

6. 再次核对，并告知相关注意事项，整理床单元。

7. 按要求分类处理用物，洗手，脱口罩。

【注意事项】

1. 严格执行查对制度。

2. 糊剂包敷不能用于皮损的急性期。

3. 包敷前清洁皮损（剪毛发）。

4. 涂于纱布上的药糊厚度要适度，做到不浪费药物，又能达到治疗目的。

5. 再次用药前应用液状石蜡将残余药膏清除干净。

6. 包敷时松紧适度，保留 24 小时，期间避免沾水、少活动。

7. 包敷后局部如有瘙痒或疼痛，应立即停止包敷，做相应处理。

8. 麻痹、感觉异常者慎用。

9. 冬季调节好室温，注意保暖。

第九节 湿 敷

【概述】

清除分泌物和痂皮，减少充血和渗出，并达到抗菌、消炎和收敛等目的。

【操作方法及程序】

1. 核对医嘱，经两人核对无误行湿敷治疗。

2. 核对患者姓名或腕带，并向患者说明湿敷的目的和方法，评估患者的皮损情况，取得患者的理解和配合。

3. 着装整洁，洗手，戴口罩。

4. 准备用物 药水、一次性治疗碗、纱布、中单、一次性薄膜手套、治疗卡、弯盘。

5. 携用物至患者床旁，核对后，取合适体位，充分暴露皮损，将一次中单垫于患处，以保持床铺清洁，同时为患者保暖。

6. 操作者戴手套，将6～8层纱布浸于药液中，取出拧干，以不滴水为度，按范围大小紧贴于皮损。

7. 保持敷料湿润，每次15～20分钟，每日2～3次，观察湿敷情况。

8. 再次核对,并告知相关注意事项,整理床单元。

9. 按要求分类处理用物,洗手,脱口罩。

【注意事项】

1. 湿敷敷料不宜太薄,一般 6～8 层纱布,经常保持湿润,以免干燥后刺激皮损。

2. 湿敷面积不宜过大,一般超过体表 1/3,以防吸收中毒。

3. 分泌物多者,宜勤换敷料。

4. 要根据季节关门窗,调节室温,防止受凉,注意保护患者隐私。

第十节　药　　浴

【概述】

药物对皮肤的刺激,促进血液循环,防治疾病,恢复清洁、健康的皮肤。

【操作方法及程序】

1. 核对医嘱,经两人核对无误行药浴治疗。

2. 核对患者姓名或腕带,并向患者说明药浴的目的和方法,评估患者的皮损情况,取得患者的理解和配合。

3. 着装整洁,洗手,戴口罩。

4. 清洁浴缸,将一次性浴袋套在浴缸上,固定好。

5. 准备药物，中药浴或淀粉浴（800 克）。操作者再次核对患者姓名，嘱患者带毛巾、拖鞋，带患者至浴疗室，告知注意事项。

6. 将淀粉或中药置于浴缸中，打开水龙头，调节水温（温水浴的温度为 36～37℃，热水浴温度为 38～40℃）并注意调节室温（25～26℃）。

7. 根据患者体质、病情调节药浴时间，一般为 15～20 分钟，浴疗全过程中密切观察患者情况，以防意外。

8. 洗毕，再次核对，整理用物，清洁浴缸，洗手，脱口罩。

【注意事项】

1. 浴疗前检查一次性浴疗袋有无破损。

2. 药浴的水温要适度，体弱、有心血管疾病的患者不宜使用。

3. 浴疗过程中要经常巡视患者，观察有无不适反应。

4. 浴疗过程中如有感觉不适或局部不良反应，应立即停止。

5. 浴盆定期消毒，防止交叉感染。

6. 浴后嘱患者不宜用清水冲洗，夏季让其自然晾干，冬季用软毛巾擦拭，避免受凉。

7. 女性经期不宜药浴。

8. 保持浴室地面清洁干燥，预防跌倒。

第十一节 MedLite C6（调 Q ND-YAG）激光治疗

【概述】

该激光设备主要有 532nm、1064nm 治疗操作头，其治疗（黑）色素性皮肤病利用选择性光热作用原理，以皮肤中的（黑）色素作为治疗靶点，激光光束被（黑）色素吸收，激光所累积的热效应瞬间产生光震波效应，将治疗靶点击碎，周围的正常组织不受伤害，达到安全又有效的治疗。1064nm 的激光波长，可穿透肌肤真皮层，重建胶原蛋白结构，恢复肌肤弹性，改善皮肤皱纹。

【操作方法及程序】

1. 为每位客人/患者建立病案 治疗不单纯建立在患者的主诉和病史，医师还要根据自己的专业知识做出准确的诊断以及治疗后预期达到的效果，更重要的是能够准确地从一开始给予患者一个治疗后的心理定位，这样不但提高患者对我们的专业形象，还能有效地减少日后的医疗纠纷。

2. 签订治疗协议书 与患者详细交待激光的治疗效果以及所产生的相关副反应，权衡利弊后征得患者同意，并签好知情同意书。

3. 准备物品，启动机器，预热 5 分钟。

4. 面部皮损嘱患者洗脸，清洁局部皮肤，去除残留的香水、化妆品、粉底液等，刮去患处多余毛发。

5. 照相　用来对比前后治疗效果。

6. 医师戴口罩，并再次检查机器，确认所处环境安全，锁好门，并佩戴专业防护眼镜。若皮损在眼外区域，病人可佩带防护眼罩，若皮损位于眼周或离眼睛较近，务必用湿纱布块遮眼（该激光比较刺眼，见习时注意保护眼睛）。

7. 跟患者做最后治疗前交谈，交待激光治疗过程中的注意事项，缓解患者紧张情绪。

8. 调好激光治疗参数　根据病变类型选择532nm 或 1064nm 波长激光，根据皮损范围选择合适大小的光斑，根据色素深浅选择合适的能量系数。

9. 治疗　调节好参数后对准皮损，脚踏开关选择一小块皮损进行预治疗，询问患者感受并观察皮损反应情况，若反应较好，则完成整个操作，若反应不佳，则再相应调节激光治疗系数，直到皮损反应达到预期即开始治疗。

10. 治疗后护理　激光术毕，摘下眼镜，移去患者皮损纱布块，嘱患者立即冰敷 15～30 分钟，如有不适及时告知医师，并做好解释工作。

11. 交待激光术后注意事项及下次治疗时间间隔，并做好激光治疗登记工作。

12. 关机。

【禁忌证】

1. 孕妇。

2. 光过敏或皮肤晒黑者，尤其是Ⅳ、Ⅴ类皮肤者。

3. 患有癫痫病史，未控制者。

4. 治疗前曾服用光敏性药物者。

5. 患有活动性传染病史者。

6. 严重瘢痕体质者。

7. 皮损处有感染病灶者。

8. 有期望值不合理要求者。

第十二节 光子治疗（IPL）

【概述】

光子是一种非相干的强脉冲光，光源为氙灯，它能发出 560～1200nm 的光，能破坏组织中的色基，能选择性的被黑素、血红蛋白吸收，在不损害正常组织前提下破坏扩张的血管，色素基团等达到治疗色素性皮肤病目的，同时可以促进皮肤胶原纤维增生和重新排列到达减轻皱纹，收缩毛孔作用。

【操作方法及程序】

1. 为每位客人/患者建立病案 治疗不单纯建

立在患者的主诉和病史，医师还要根据自己的专业知识做出准确的诊断以及治疗后预期达到的效果，更重要的是能够准确地从一开始给予患者一个治疗后的心理定位，这样不但提高患者对我们的专业形象，还能有效地减少日后的医疗纠纷。

2. 签订治疗协议书　跟患者详细交待激光的治疗效果以及所产生的相关副反应，权衡利弊后争得患者同意，并签好知情同意书。

3. 准备物品，启动机器，预热 2 分钟。

4. 面部皮损嘱患者洗脸，清洁局部皮肤，去除残留的化妆品、污渍等，刮去患处多余毛发。

5. 照相　用来对比前后治疗效果。

6. 医师戴口罩，并再次检查机器，确认所处环境安全，锁好门，并佩戴专业防护眼镜，病人佩戴专业的金属防护眼罩（见习时注意眼睛防护）。

7. 跟患者做最后治疗前交谈，交待激光治疗过程中的注意事项，缓解患者紧张情绪。

8. 调好激光治疗参数　根据病变类型和患者的肤色选择合适的滤波片波长、脉宽、脉冲延迟以及能量系数。患者面部均匀涂抹冷凝胶，确保激光头处于冷却状态。

9. 参数调好后对准皮损，通常取耳前做一小块光斑测试，轻按指控开关，询问患者感受并观察皮损反应情况，若反应较好，则完成整个操作，若反应不佳，则再相应调节激光治疗系数，直到皮损反应达到预期即开始治疗。

10. 治疗后护理 激光术毕，摘下眼镜，移去患者眼罩，擦净患处冷凝胶，嘱患者立即冰敷或冰膜15～30分钟，如有不适及时告知医师，并做好解释工作。

11. 交待激光术后注意事项及下次治疗时间间隔，并做好激光治疗登记工作，最后关机。

【禁忌证】

1. 目前患有癌症史。

2. 任何感染发作期。

3. 对波长560～1200nm波长过敏者。

4. 治疗前曾服用光敏性药物或食物。

5. 有出血性疾病史或服用大量抗凝药物。

6. 皮肤异常干燥。

7. 治疗前3～4周曾有皮肤暴晒史。

8. 皮肤类型属于VI。

9. 怀孕。

10. 对期望值有不合理要求者。

第十三节　皮肤果酸治疗

【概述】

果酸为 α-羟基酸（AHAs）是一类自然存在的

无毒物质，主要来源于各种水果，故俗称果酸。对皮肤生物学效应：①调节角质化更新过程；②激活表皮肌肤新陈代；③刺激真皮层胶原再生；④刺激真皮层粘多糖合成。

【操作方法及程序】

1. 为每位客人/患者建立病案　询问患者病情，根据自己的专业知识做出准确的诊断以及治疗后可能达到的预期效果，更重要的是能够准确地从一开始给予患者一个治疗后的心理定位，这样不但提高患者对我们的专业形象，还能有效地减少日后的医疗纠纷。

2. 签订治疗协议书　与患者详细交待果酸治疗的预期效果、注意事项以及可能产生的副反应，征得患者同意后并签好知情同意书。

3. 准备治疗物品。

4. 洁面　嘱患者洗脸，清洁局部皮肤，去除残留的香水、化妆品、污渍等。

5. 照相　用来对比前后治疗效果。

6. 医师戴口罩，确认所处环境安全，与患者做最后治疗前交谈，交待果酸治疗过程中注意事项，缓解患者紧张情绪。

7. 治疗

第 1 步——清洁皮肤：彻底清洁术区皮肤的皮

脂，污垢。

第 2 步——保护皮肤：在眼角、口角和皮肤皮损处涂上凡士林保护，再在眼睛上加 3～4 层湿纱布。

第 3 步——果酸治疗：根据患者情况选择不同浓度的果酸依次用刷子从额头或较重区快速刷于术区（1 分钟内刷完），并开始计时。

第 4 步——中和：果酸停留 3～5 分钟后，根据皮肤反应及时喷上中和液彻底中和至无泡沫产生。

第 5 步——冷敷：除去保护用的凡士林、纱布，敷上舒敏保湿丝滑面贴膜、冷喷。

第 6 步——护肤：给患者术区擦上医学护肤品及防晒霜（乳）。

8. 交待果酸术后注意事项及下次治疗时间间隔，并做好果酸治疗登记工作。

【禁忌证】

1. 近期有施手术，如眼睑成形术，去皱术等（在愈合伤口）、不正规美容（换肤）。

2. 滥用化妆品。

3. 局部有活动性细菌、病毒感染者。

4. 过敏性皮炎者。

5. 近期接受放射治疗的患者。

6. 精神病患者或情绪不稳定者或是有免疫缺陷性疾病。

7. 日晒伤、对日光防护不够者。

8. 有肥厚性疤痕或疤痕疙瘩病史者慎做。

9. 口服维 A 酸类药物者慎做。

10. 孕妇。

第四章 皮肤疾病治疗外用药物见习

外用药是皮肤病的一个主要治疗手段。根据皮肤病的病因、皮损特点，选择外用药物及其剂型是达到成功治疗的关键。

【目的要求】

1. 掌握皮肤病外用药物剂型选择原则。

2. 熟悉皮肤科常用外用药物剂型。

【预习内容】

皮肤科常用外用药物剂型及用途。

【学时数】

1 学时。

【见习内容】

1. 皮肤科常用外用药物剂型。

2. 皮肤疾病如何选择外用药物。

3. 在带教老师指导下为患者解释一种外药物的用法。

第一节 外用药物的剂型

散剂（粉剂，powder）：有干燥、保护、散热等作用，适用于无渗出的急性、亚急性皮炎。常用的有滑石粉、氧化锌粉等。

溶液（solution）：是药物的水溶液，有清洁、散热、消炎及促进上皮新生的作用。主要作湿敷用。适于有渗出的急性皮炎、湿疹或有小片糜烂、溃疡的皮肤损害。常用的有 2%～4%硼酸溶液，0.05%黄连素溶液，0.02%高锰酸钾溶液等。

酊剂和醑剂（tincture and spirit）：为药物的乙醇溶液或浸液。非挥发性药物的乙醇溶液为酊剂，如 2.5%碘酊。挥发性药物的乙醇溶液为醑剂。酊剂或醑剂涂于皮肤后，乙醇挥发，溶于其中的药物均匀地分布在皮肤表面，发挥其药理性能。破损皮肤及腔口周围忌用。

洗剂（lotion）：又称振荡剂（shake lotion）。为不溶于水的粉剂约 30%～50%与水混合而成，用前应充分振荡混匀。有散热、干燥、消炎、止痒的作用。适用于急性皮炎无渗出者。常用的有炉甘石洗剂等。

软膏（ointment）：为药物与油脂性或水溶性基质混合制成的均匀的半固体外用制剂。油脂性基质常用凡士林及羊毛脂。软膏有保护、润滑、软化痂皮的作用。软膏的渗透作用较乳膏强，适用于慢性湿疹、神经性皮炎、银屑病等的治疗。有渗出的急性期皮损则不宜用软膏。

乳膏（emulsion，cream）：指药物溶解或分散于乳状液型基质中形成的均匀的半固体外用制剂。由于基质不同，可分为水包油（oil-in-water，O/W）型和油包水（water-in-oil，W/O）型。乳膏的渗透性较好，又易于清洗，是目前最为常用的剂型。适于亚急性或慢性皮炎、湿疹等。

糊膏（paste）：指大量的固体粉末，一般25%以上，均匀地分散在适宜的基质中所组成的半固体外用制剂。因含粉末量较大，有一定的吸收水分和收敛作用。适用于有轻度渗出的亚急性皮炎、湿疹。毛发部位不宜用糊膏。

硬膏（emplastrum），又称贴剂（adhesive plaster）：药物溶于或混合于黏着性基质中并涂布在裱褙材料如纸、布或有孔塑料薄膜上而成。由于硬膏贴于皮肤表面后，阻止水分蒸发，增加了皮肤的水合作用，从而有利于药物的透皮吸收。适于慢性、局限性皮肤损害。有毛部位不宜应用。

油剂（oil）：是以植物油或矿物油类为溶剂或以不溶性粉末混于上述油类而制成的剂型。常用的有40%氧化锌油。适用于渗出不多的急性皮炎、湿疹，有清洁、保护、减轻炎症的作用。

凝胶剂（gel）：指药物与能形成凝胶的辅料制

成均一、混悬或乳状液型的稠厚液体或半固体制剂。局部涂后形成一层薄膜，清洁透明。

涂膜剂（plastics）：指药物溶解或分散于含成膜材料溶剂中，涂搽患处后形成薄膜的外用液体制剂。

搽剂（liniment）：指药物用乙醇、油或适宜的溶剂制成的溶液、乳状液或混悬液，供无破损皮肤揉擦用的液体制剂。

第二节　外用药物剂型的选择

主要根据病期及皮损性质选择外用药物的剂型。

病期	皮损特点	剂型
急性	1. 红斑、丘疹、丘疱疹，无糜烂及渗出	粉剂、洗剂、溶液湿敷
	2. 水疱、糜烂、渗出	溶液湿敷，油剂
亚急性	1. 有少许渗出	糊膏，油剂
	2. 无渗出	乳膏，软膏，凝胶剂
慢性	1. 泛发慢性皮损	乳膏，软膏，醋剂
	2. 局限性肥厚皮损	硬膏，软膏，乳膏，凝胶剂，涂膜剂
	3. 单纯瘙痒而无原发皮损	醋剂，洗剂，乳膏，搽剂

外用药物注意事项：

正确掌握使用方法：医护人员必须向患者详细说明药物的用法，如湿敷的方法；软膏、乳膏外用后应多加揉擦；对局限的苔藓化肥厚皮损可采用封包疗法,以促进药物吸收,提高疗效。

药物浓度要适当,有刺激性的药物应从低浓度开始逐渐递增,如维A酸类制剂,应从低浓度、小面积开始,逐步递增至高浓度、大范围。

用药要考虑患者年龄、性别、皮损部位,如儿童不宜使用强作用的糖皮质激素制剂;皮肤皱折及黏膜部位不应使用高浓度、有刺激作用的药物。

应嘱咐患者,外用药部位一旦出现刺激症状或红肿、皮肤瘙痒等过敏反应,应立即停药,清洗患处,并到医院就诊。

适当的用量:乳膏及软膏在身体各部位外用,每天用药2次,一周的最大用药量:面部:15~30g;双手:25~50g;头皮:50~100g;四肢:100~200g;躯干:400g;腹股沟和外阴部:15~25g。

注意:这一推荐用量并不适用于糖皮质激素制剂。

第五章　皮肤疾病见习

第一节　皮肤性病基本损害

【目的要求】

掌握皮肤性病病 18 种基本损害，能认出并正确描述基本损害。

【预习内容】

原发性皮肤性病基本损害的概念及相关损害表现描述；继发性皮肤性病基本损害的概念及相关损害表现描述。

【学时数】

2 学时。

【见习内容】

1. 根据见习课患者临床表现认识皮肤性病 18 种基本损害，区分原发性损害与继发性损害。

2. 通过见习问诊认识皮肤性病相关损害特征（如风团可以自行消退，糜烂是搔抓所致还是疾病病理变化等）。

通过见习触诊认识皮肤性病相关损害特征（如结节有一定硬度，丘疹表面是否粗糙等）。

3. 通过见习课堂多媒体进一步认识 18 种皮肤性

病基本损害，同时补充见习课堂未认识的基本损害。

【思考题】

1. 今天的见习课认识了哪些皮肤性病基本损害？

2. 皮肤性病基本损害有哪些？

3. 原发性皮肤性病基本损害，继发性皮肤性病基本损害各有哪些？

第二节　接触性皮炎

【目的要求】

1. 掌握本病的诊断标准及治疗原则。

2. 熟悉病因，原发刺激及变态反应性接触性皮炎的临床特点。

【预习内容】

1. 变态反应的机制。

2. 皮肤病的基本损害。

【学时数】

1学时。

【见习内容】

1. 病因　原发性刺激与变态反应，常见的致病物质。

2. 临床表现　皮疹特点、好发部位、全身反应及慢性化的原因、表现。

3. 诊断　病史、损害特点、斑贴试验。

4. 治疗原则和方法　去除病因、抗炎及抗过敏治疗。局部按皮炎处理原则治疗、预防。

【思考题】

病例分析

患者，男性，18 岁。1997 年 8 月 1 日，右踝关节扭伤，肿痛，活动受限，经 X 线片查无骨折，服云南白药胶囊，用中草药当归、苏木、伸筋草、透骨草、赤芍水煎外洗 1 周，肿胀消退，活动仍受限疼痛，遂用真龙牌正红花油外搽患处 4 次/日，用药 2 日后出现皮肤潮红、瘙痒，未予注意继续涂用，逐渐出现局部肿胀、丘疹，涂红花油多的地方形成水疱。其损害边界明显。

诊断及鉴别诊断

第三节　湿　疹

【目的要求】

1. 掌握湿疹的临床特点及外用药的应用原则。

2. 了解有关发生湿疹的各种因素。

【预习内容】

1. 皮肤病的基本损害。

2. 皮肤科的常用抗组胺药物。

3. 外用药物的剂型与选择。

【学时数】

1学时。

【见习内容】

1. 病因　变态反应、遗传因素、神经精神因素、物理化学刺激、饮食、代谢及病灶等。

2. 临床分型及表现

（1）按病情分：急性、亚急性、慢性湿疹的症状特点。

（2）按部位分：手、耳、乳房、外阴、小腿湿疹。

（3）几种具有特征性的湿疹：汗疱疹、钱币样湿疹。

3. 诊断及鉴别诊断

（1）诊断要点：多形性、渗出倾向、对称分布、剧痒和慢性过程，易发复发作。

（2）鉴别诊断：接触性皮炎、神经性皮炎、脂溢性皮炎。

4. 治疗原则

（1）内用药物：抗炎、抗组胺药、钙剂、皮质类固醇激素等。

（2）外用药物：清洁、止痒、抗菌、消炎、收敛。

（3）其他方法：局部封闭、点阵激光等。

【思考题】

病例分析

患者，男性，35 岁，泥瓦匠。两手反复起红斑、水疱伴瘙痒 20 余年。每年春夏秋季好发，尤其接触水泥后症状明显。一直自用皮炎平及达克宁等治疗，症状时好时坏。

诊断及鉴别诊断

第四节　药　　疹

【目的要求】

1. 掌握临床特点及治疗原则。

2. 熟悉本病的发病机制。

3. 了解发病的病因。

【预习内容】

1. 变态反应的机制。

2. 糖皮质激素的适应证及副作用。

【学时数】

1 学时。

【见习内容】

1. 病因　免疫性及非免疫性反应，常见引起药物疹的药物。

2. 临床表现　10 型常见药疹的不同临床特

点、变态反应性药疹共有的六个特点。

3. 诊断　用药史及既往史、潜伏期、临床特点，排除与药疹相类似的疾病。

4. 治疗

（1）停用可疑药物、加速药物排泄。

（2）抗组胺类药物，皮质类固醇激素。

（3）外用药。

（4）重型药疹的治疗。

【思考题】

病例分析

病历摘要：患者，女性，24 岁，已婚，农民，湖北随州籍。因"发热、咽痛 5 天，全身起多形皮疹、痒 3 天"于 2002 年 11 月就诊。患者 18 天前因"坐骨神经痛"服用卡马西平（既往未用过）3 天。5 天前先自觉咽部不适，颜面出现少许淡红斑，微痒。当晚出现发热，体温最高达 39.3℃，伴有咽痛，自服阿莫西林，病情无好转，皮疹增多，延及躯干、四肢，出现鲜红的斑片，痒加重，热不退，即于当地门诊就诊，停用阿莫西林，改服 XX 敏等抗过敏处理，病情仍进一步发展，3 天前出现口腔黏膜溃烂、渗液，全身皮疹潮红，痒剧，搔抓，部分红斑上出现水疱、糜烂，持续高热、畏寒，饮食时吞咽困难，伴有刺激性咳嗽，无痰，另有眼结膜糜烂、疼痛，畏光。今到本科进一步就诊。起病以来，无恶心、呕吐，无胸痛、胸闷，无腹痛、腹泻，无关节肿痛，二便正常，精神、睡眠较差。既往无系统性疾病史，否认药物过敏史，但平素时有吃海鲜过敏史。个人史、月经婚育史、家族史无特殊。

体格检查：体温（T）39.5℃，呼吸（R）22 次/分，脉搏（P）106 次/分，血压（BP）140/90mmHg。急性病容，神清，精神疲倦。双耳前、颌下、淋巴结轻度肿大，绿豆大小，活动，无压痛。双眼结膜水肿、充血、糜烂，见较多脓性分泌物，巩膜无黄染。鼻黏膜、双唇、口腔黏膜、舌、咽后壁见多处不规则大小不等之糜烂面，有脓性渗液，触之疼痛。咽充血明显，双扁桃体Ⅰ度肿大。双肺呼吸音粗，未闻及干湿啰音。心率 106 次/分，心律尚齐，未闻及病理性杂音。腹软，无压痛，肝脾肋下未及，双肾区无叩痛。脊柱四肢无畸形，各关节无红肿。

皮肤科情况：全身皮肤潮红，见对称分布、多量、密集的针头至甲盖大小之水肿性红斑、丘疹、斑丘疹，边缘略带紫红色，中央可见靶形损害，部分皮疹融合成片。较多红斑中央有水疱，最大约花生米大小，壁较厚，内容物混浊，部分已破溃，露出潮红糜烂面，有脓性渗液和痂皮混杂，小部分为血疱，尼氏征阴性。疹间尚可见正常皮肤。大、小阴唇及肛门周围见糜烂、脓性渗液，触之灼痛。指趾甲未见异常。

实验室检查：血常规：白细胞（WBC）12.4×10⁹/L，中性粒细胞 0.82。红细胞（RBC）4.59×10¹²/L，血红蛋白（Hb）123g/L；血小板（PLT）269×10⁹/L。尿常规：蛋白（－），白细胞 2-3/HP，红细胞（－）。大便常规正常，潜血试验（－）。肝功能：谷丙转氨酶（ALT）62U/L，谷草转氨酶（AST）81U/L，谷氨酰转肽酶（GGT）111U/L，碱性磷酸酶（ALP）128U/L，总蛋白 67.3g/L，白蛋白 41.5g/L，总胆红素 11.6μmol/L；血钾 3.2mmol/L，血清钙、钠、氯、碳酸氢根、磷等电解质均正常。血细菌培养阴性。腹部糜烂面分泌物细菌培养示表皮葡萄球菌。胸片示双肺纹理较粗。

问题：

1. 本病的临床特点有哪些？

2. 本病的诊断和诊断依据是什么？

第五节 荨 麻 疹

【目的要求】

1. 掌握临床表现、分型；掌握急性荨麻疹的治疗方法。

2. 了解病因。

【预习内容】

1. 常用抗组胺药物的种类。

2. 过敏性休克的抢救。

【学时数】

0.5 学时。

【见习内容】

1. 病因　食物、药物、感染、物理因素、动物及植物因素、精神因素、内脏和全身性疾病

2. 临床表现　急、慢性荨麻疹及各种特殊类型荨麻疹的临床特点。

3. 诊断　病因、临床特点

4. 治疗

（1）去除可疑因素。

（2）抗组胺类药物、钙剂、皮质类固醇激素治疗。

（3）对各种不同类型荨麻疹的处理方法。

（4）外用药物。

【思考题】

病例分析

女性，18 岁。全身起红斑，风团 3 小时，伴呼吸困难。

患者昨日在海鲜美食城进餐后腹痛腹泻一次

伴呕吐，于今晨6时开始于面部出现水肿性红斑，口唇和眼睑突然肿胀，全身大片风疙瘩（风团疹），痒剧烈，半小时后喉头有不适，呼吸困难，心悸。

体检：面部双眼睑，唇肿胀，全身散在红斑，风团。体温36.8℃，呼吸20次/分，脉搏96次/分，血压80/50mmHg

1）请提出诊断，鉴别诊断。

2）要进行的检查。

3）治疗。

第六节　慢性单纯性苔藓（神经性皮炎）

【目的要求】

1. 掌握临床表现；掌握与慢性湿疹的鉴别。

2. 了解病因。

【预习内容】

1. 慢性单纯性苔藓病因与诱发因素。

2. 主要临床特征。

【学时数】

0.5 学时。

【见习内容】

1. 病因　病因不明与神经精神因素有关,情绪急躁,睡眠不佳,局部摩擦,饮酒等因素可诱发(询问病史了解诱发因素)。

2. 临床表现　好发于颈,腰,眼睑等部位,主要表现为苔藓样变,自觉瘙痒(用手触诊感觉苔藓样变特点)。

3. 诊断　好发部位及临床特点

4. 治疗　减少局部刺激和饮食刺激,解除精神紧张,外用皮质激素软膏,小面积可局部封闭治疗(注意观察局部封闭治疗的)。

【思考题】

掌握与慢性湿疹的鉴别?

第七节　急性单纯性痒疹 (丘疹性荨麻疹)

【目的要求】

1. 掌握临床表现;掌握与荨麻疹的鉴别。

2. 了解病因。

【预习内容】

外用药物剂型选择。

【学时数】

0.5 学时。

【见习内容】

1. 病因　某些节肢动物及螨虫叮咬有关，也可能由于消化功能障碍获对某些物质过敏有关（询问病史了解发病因素）。

2. 临床表现　淡红色风团样丘疹，顶端可出现水疱（仔细观察皮疹特点）。

3. 诊断　临床特点

4. 治疗　防止叮咬，根据皮疹形态不同选择不同剂型外用药物（观察老师选择外用药物）。

【思考题】

丘疹性荨麻疹与荨麻疹如何鉴别？

第八节　白色糠疹

【目的要求】

1. 掌握临床表现；掌握与白癜风的鉴别。

2. 了解病因。

【预习内容】

白色糠疹病因。

【学时数】

0.5 学时。

【见习内容】

1. 病因　营养不良，维生素缺乏等因素有关（询问病史了解发病因素）。

2. 临床表现　圆形或椭圆形色素减退斑片，其上覆少量细小糠疹鳞屑（仔细观察皮疹特点）。

3. 诊断　临床特点。

4. 治疗（观察老师选择药物及向患者告知的注意事项）。

【思考题】

白色糠疹与白癜风如何鉴别?

第九节　扁平苔藓

【目的要求】

1. 掌握临床表现。

2. 了解病因。

【预习内容】

扁平苔藓病因。

【学时数】

0.5 学时。

【见习内容】

1. 病因　与免疫，病毒，神经精神因素有关。

2. 临床表现　紫红色多角扁平丘疹，表面有白色光泽小点或细浅的白色网状条纹（Wickham 纹）（在老师指导下，仔细观察皮疹特点）。

3. 诊断　临床特点及皮肤组织病理变化（在老

师指导下观察组织病理特点）。

4. 治疗（观察老师选择的药物）。

【思考题】

扁平苔藓与慢性湿疹如何鉴别?

第十节 玫瑰糠疹

【目的要求】

1. 掌握临床表现。

2. 了解病因。

【预习内容】

玫瑰糠疹病因。

【学时数】

0.5 学时。

【见习内容】

1. 病因　病因不明与病毒感染，免疫因素有关。

2. 临床表现　椭圆形红斑,皮疹长轴与皮纹方向一致（仔细观察皮疹表现）。

3. 诊断　临床特点

4. 治疗。

【思考题】

玫瑰糠疹与银屑病如何鉴别?

第十一节 银 屑 病

【目的要求】

1. 掌握各型的临床特点、诊断。

2. 了解与发病有关的因素；了解本病的治疗原则。

【预习内容】

1. 紫外线疗法。

2. 常用免疫抑制剂种类。

【学时数】

0.5 学时。

【见习内容】

1. 病因 遗传、感染精神因素及其他（免疫功能紊乱、多胺、多形核白细胞等）。

2. 临床表现

（1）寻常型银屑病的特征性皮损改变。

（2）关节病型、脓疱型、红皮病型银屑病的临床特点。

3. 诊断 皮损特点。

4. 治疗

治疗原则分为以下 4 种：

（1）一般治疗：避免刺激性饮食，牛羊肉等。

（2）外用药物：激素类与非激素类药物用法。

（3）全身疗法：急性点滴状寻常型银屑病可选择抗生素。

（4）物理疗法：注意观察窄谱中波紫外线治疗过程。

【思考题】

病例分析

患者，男性，33 岁，躯干四肢反复起红斑脱屑伴瘙痒 6 年余，每年秋冬季加重，春夏季有所缓解。曾多次在当地县医院治疗，使用抗组胺药物，B 族维生素，中药，外用皮质类固醇软膏，抗真菌软膏等治疗，疗效不佳。半月前饮酒后病情加重，皮疹增多，波及头皮，躯干，四肢，上述部位可见大片红斑，斑块，脱屑明显，瘙痒显著。体检：生命体征稳定，心肺腹无明显异常。头皮，躯干，四肢伸侧见鲜红色丘疹、斑块，形状不规则，境界清楚，上覆着银白色厚层鳞屑，鳞屑易刮除。

1. 该患者初步诊断及诊断依据？

2. 需与那些疾病相鉴别？

第十二节　带状疱疹

【目的要求】

1. 掌握临床表现、诊断标准。

2. 熟悉病因、发病机制。

【预习内容】

1. 水痘–带状疱疹病毒的特点。

2. 抗病毒药物的种类。

【学时数】

0.5 学时。

【见习内容】

1. 病因　水痘—带状疱疹病毒的原发感染与复发性感染的关系，机体免疫功能在发病中的作用，诱因。

2. 临床表现

（1）前驱症状。

（2）基本损害：红斑基础上成簇性水疱、丘疱疹，单侧分布，沿神经走向分布，神经痛。

（3）好发部位：肋间神经、三叉神经等。

（4）几种特殊类型带状疱疹的特点。

3. 诊断　据典型皮疹及神经痛。

4. 治疗

（1）全身性治疗。

（2）局部治疗及用药。

【思考题】

病例分析

患者，男性，65 岁，左侧胸背部红斑水疱伴疼痛 3 天。

3 天前"淋雨"后左侧胸背部出现阵发性疼痛，呈针刺样，无恶心、呕吐，无心慌、胸闷。随后疼痛逐渐加重，疼痛部位出现红斑，大小不等，其上可见簇集性小水疱。自行外用"皮炎平"无疗效，红斑水疱逐渐增多，疼痛加重，严重影响日常生活休息。

1. 该患者初步诊断及诊断依据？

2. 需与那些疾病相鉴别？

第十三节　疣

【目的要求】

1. 熟悉寻常疣，扁平疣，趾疣病因。

2. 掌握临床表现。

【预习内容】

寻常疣，扁平疣，趾疣病因

【学时数】

0.5 学时。

【见习内容】

1. 病因　人类乳头瘤病毒（HPV）感染所致。

2. 临床表现　寻常疣表现为表面粗糙，质地坚硬丘疹或斑块。扁平疣表现为圆形扁平丘疹。趾疣表现为细小发亮丘疹（仔细观察各种疣皮疹表现）。

3. 诊断　临床特点。

4. 治疗　物理治疗, 药物治疗 (注意观察物理治疗寻常疣, 趾疣)。

【思考题】

趾疣与鸡眼如何鉴别?

第十四节　丹　　毒

【目的要求】

1. 掌握临床表现。

2. 熟悉丹毒病因。

【预习内容】

丹毒病因。

【学时数】

0.5 学时。

【见习内容】

1. 病因　多由乙型溶血性链球菌感染所致。

2. 临床表现　水肿性红斑, 边界清楚, 表面皮温增高 (红、肿、热、痛)。

3. 诊断　临床特点

4. 治疗　抗生素治疗 (注意观察局部物理治疗)。

【思考题】

颜面的丹毒与颜面部带状疱疹如何鉴别?

第十五节　脓　疱　病

【目的要求】

1. 掌握脓疱疮临床表现、诊断和治疗。

2. 熟悉脓疱疮的病因。

【预习内容】

脓疱疮的病因、发病机制。

【学时数】

0.5 学时。

【见习内容】

1. 脓疱疮的临床特点、鉴别诊断和治疗方法。

2. 注意老师选择抗生素及用法

【思考题】

SSSS 综合征的临床表现有哪些?

第十六节　真菌性皮肤病

【目的要求】

1. 掌握体癣和股癣临床表现、诊断和鉴别诊断及治疗;掌握手癣和足癣临床表现和治疗。

2. 熟悉常见真菌性皮肤病的病因、传染方式、鉴别诊断及并发症;熟悉甲真菌病、花斑糠疹的临床表现和治疗。

3. 了解头癣的临床表现、诊断和治疗原则。

【预习内容】

1. 真菌的生物学特性。

2. 致病真菌的致病条件和分类。

3. 真菌病的真菌学检查方法。

4. 各种真菌病的病因和发病机制。

【学时数】

0.5 学时。

【见习内容】

1. 认识各种浅部真菌病，掌握其临床诊断的要点。

2. 注意观察老师选择药物及注意事项。

【思考题】

手癣与手部湿疹如何鉴别?

第十七节 红斑狼疮

【目的要求】

1. 掌握红斑狼疮的临床表现、诊断及治疗。

2. 熟悉红斑狼疮的实验室检查、预后。

3. 了解红斑狼疮的病因、发病机制及鉴别诊断。

【预习内容】

红斑狼疮的病因和发病机制。

【学时数】

0.5 学时。

【见习内容】

掌握红斑狼疮的诊断标准及实验室检查（注意实验室检查结果与疾病的关系）。

【思考题】

系统性红斑狼疮的诊断标准?

第十八节　过敏性紫癜

【目的要求】

了解过敏性紫癜的病因与发病机制、实验室检查和鉴别诊断。

【预习内容】

过敏性紫癜的病因和发病机制。

【学时数】

0.5 学时。

【见习内容】

认识过敏性紫癜的临床表现（注意触诊，感觉皮疹特点）。

【思考题】

过敏性紫癜的鉴别诊断。

第十九节　痤　　疮

【目的要求】

掌握寻常性痤疮临床表现，熟悉痤疮病因，了解痤疮治疗。

【预习内容】

寻常性痤疮的病因和发病机制。

【学时数】

0.5 学时。

【见习内容】

1. 寻常性痤疮的临床特点。

2. 治疗药物及注意事项。

【思考题】

痤疮治疗原则?

第二十节　白　癜　风

【目的要求】

了解白癜风的临床类型及治疗原则。

【预习内容】

白癜风的病因和发病机制。

【学时数】

0.5 学时。

【见习内容】

白癜风的临床特点。

【思考题】

白癜风与白色糠疹如何鉴别?

第二十一节　汗　管　瘤

【目的要求】

掌握汗管瘤临床表现。

【预习内容】

汗管瘤病因。

【学时数】

0.5 学时。

【见习内容】

1. 临床表现　主要表现为 1～3mm 扁平丘疹，可密集但不融合（仔细观察皮疹表现）。

2. 诊断　临床特点（必要时结合皮肤组织病理检查）。

3. 治疗　物理治疗（注意观察物理治疗方法）。

【思考题】

汗管瘤与扁平疣如何鉴别?

第二十二节　粟　丘　疹

【目的要求】

掌握粟丘疹临床表现。

【预习内容】

粟丘疹病因。

【学时数】

0.5 学时。

【见习内容】

1. 临床表现　主要表现为 1～2mm 黄白色坚实球状丘疹,顶部尖圆不融合（仔细观察皮疹表现）。

2. 诊断　临床特点(必要时结合皮肤组织病理检查)。

3. 治疗　针挑破挤出或物理治疗(注意观察两种治疗方法)。

【思考题】

粟丘疹与汗管瘤如何鉴别?

第二十三节　尖锐湿疣

【目的要求】

掌握尖锐湿疣临床表现。

【预习内容】

尖锐湿疣病因。

【学时数】

0.5 学时。

【见习内容】

1. 临床表现　主要表现为单个或多个丘疹,质地较软,表面可呈菜花状或鸡冠状（在患者同意后仔细观察皮疹表现)。

2. 诊断　临床特点(必要时结合皮肤组织病理检查)。

3. 治疗　药物治疗,物理治疗(注意观察物理治疗方法,特别是光动力治疗)。

【思考题】

尖锐湿疣与扁平湿疣如何鉴别?

第二十四节　梅　　毒

【目的要求】

1. 掌握梅毒病因、传染途径、临床表现、诊断与治疗。

2. 了解梅毒分期。

【预习内容】

梅毒的病因、传染途径和分期。

【学时数】

1 学时。

【见习内容】

1. 认识早期梅毒硬下疳皮疹(没有病例可通过图片认识)。

2. 梅毒实验室血清血检查的意义。

3. 掌握梅毒的治疗和随访原则。

【思考题】

1. 梅毒的治疗后观察；梅毒的治愈标准？
2. 什么是吉海反应？如何预防？

附一 皮肤性病学复习题

特别说明：以下复习题没附参考答案，以促进同学们看书，同时可以在课堂课后同学们相互讨论得到正确结果。

1. 属于皮肤的原发性损害的是（　　　）

A. 风团   B. 瘢痕

C. 苔藓样变   D. 溃疡

2. 风团的病变组织部位是（　　　）

A. 表皮   B. 真皮深层

C. 真皮浅层   D. 角质层

3. 水疱发生于角质层下的是（　　　）

A. 类天疱疮   B. 天疱疮

C. 线状 IgA 大疱病 D. 大疱性表皮松解症

4. 下列药物试验较易发生过敏性休克的是（　　　）

A. 内服试验   B. 斑贴试验

C. 皮内试验   D. 黏膜试验

5. 诊断变态反应性接触性皮炎最可靠的方法是（　　　）

A. 斑贴试验   B. 血清 IgE 测定

C. 血清 IgG 测定 D. 血清免疫复合测定

E. 血清 IgM 测定

6. 作定量试验，用于观察梅毒疗效、复发及再感染的血清试验是（　　）

    A. TPHA
    B. RPR

    C. HIV
    D. FTA—ABS

    E. TPPA

7. 花斑癣在 Wood 灯下呈现（　　）

    A. 无色
    B. 亮绿色

    C. 暗绿色
    D. 棕色

    E. 黄白色

8. 以下部位不能外用糊剂治疗的是（　　）

    A. 面部
    B. 头皮

    C. 皱褶中
    D. 四肢

    E. 躯干

9. 以下制剂用于治疗皲裂性湿疹的是（　　）

    A. 酊剂
    B. 水溶液

    C. 洗剂
    D. 粉剂

    E. 软膏

10. 皮肤出现红斑、水肿、糜烂、渗液，外用药首选（　　）

    A. 洗剂
    B. 糊剂

    C. 软膏
    D. 乳剂

    E. 溶液湿敷

11. 糖皮质激素冲击疗法适用于（　　　）

A. 药疹和接触性皮炎

B. 病期较长及病情反复者

C. 慢性复发性多系统类疾病

D. 过敏反应急性期

E. 严重病例

12. 下列病毒属 DNA 病毒的是（　　　）

A. 麻疹病毒　　　　　　B. 风疹病毒

C. 人类乳头瘤病毒　　　D. 埃可病毒

E. 柯萨奇病毒

13. 关于手足口病的叙述，错误的是（　　　）

A. 由柯萨奇病毒感染

B. 主要见于成年人

C. 以手、足、口出现水疱为特征

D. 可通过呼吸道感染

E. 抗病毒治疗有效

14. 与乳头多瘤空泡病毒颗粒有关的是（　　　）

A. 单纯疱疹　　　　　　B. 寻常疣

C. 疣状表皮发育不良　　D. 麻疹

E. 猩红热

15. 慢性湿疹最需与下列哪种疾病鉴别（　　　）

A. 荨麻疹　　　　　　　B. 慢性单纯性苔藓

C. 急性湿疹　　　　　　D. 特应性皮炎

E. 药疹

16. 输血引起的荨麻疹属于（　　　）

A. Ⅰ型变态反应　　　B. Ⅱ型变态反应

C. Ⅲ型变态反应　　　D. 迟发过敏反应

E. 与变态反应无关

17. 可引起荨麻疹型药疹的药物是（　　　）

A. 阿司咪唑　　　　　B. 西咪替丁

C. 破伤风抗毒素　　　D. 泼尼松

E. 阿塞松

18. 可引起固定型药疹的常见药物是（　　　）

A. 维生素 E　　　　　B. 氟康唑

C. 环孢素 A　　　　　D. 磺胺类

E. 氯雷他定

19. 手部湿疹发病率高是因为（　　　）

A. 与角质层较厚有关

B. 与手部汗腺较多有关

C. 与手部生理和病理有关

D. 接触外界致病因素机会较多

E. 因该部位有透明层

20. 对于瘙痒症以下叙述不恰当的为（　　　）

A. 某些物理、化学刺激及药物也可能引起该病的发生

B. 病因繁多，常与某些系统性疾病有关

C. 临床仅有瘙痒症状而无原发性皮肤损害的皮肤病

D. 临床上很少见到继发发损

E. 积极寻找原发病因并进行相应的治疗,是预防该病的关键

21. 瘙痒症与慢性湿疹的主要区别是（　　　）

A. 瘙痒明显　　　　B. 苔藓样变

C. 无原发性皮损　　D. 病程长

E. 抗组胺治疗有效

22. 重症多形红斑下列不正确的是（　　　）

A. 高热　　　　　　B. 黏膜损害

C. 蛋白尿　　　　　D. 肝功能异常

E. 心电图异常

23. 下列关于银屑病的描述正确的是（　　　）

A. 常染色体显性遗传病

B. 常染色体隐性遗传病

C. 多基因遗传病

D. 性连锁遗传病

E. 与遗传无关的免疫介导性疾病

24. 与咽部链球菌感染关系最密切的是（　　　）

A. 蛎壳状银屑病　　B. 红皮病型银屑病

C. 脓疱型银屑病　　D. 头皮部银屑病

E. 急性点滴状银屑病

25. 银屑病表皮更替时间大约是（　　）

A. 14～18 天　　　　B. 3～4 天

C. 36～42 天　　　　D. 8～12 天

E. 37.5 小时

26. 不符合银屑病的组织病理特征是（　　）

A. 角化不全

B. 真皮乳头上顶，其上方表皮变薄

C. Munro 微脓肿

D. Kogoj 海绵状微脓肿

E. Pautrier 微脓肿

27. 寻常型银屑病皮疹的好发部位除外（　　）

A. 头皮　　　　B. 四肢伸侧

C. 腰骶部　　　　D. 面部

E. 龟头

28. 关于泛发性脓疱型银屑病，不正确的是
（　　）

A. 多伴高热等全身症状

B. 脓液细菌培养主要为金黄色葡萄球菌

C. 常有沟纹舌

D. 脓疱消退后常转变成红皮病型

E. 脓疱常周期性复发

29. 关于关节病型银屑病，正确的是（　　）

A. 任何关节均可受累

B. 关节损害为非对称性外周小关节炎

C. 损害不累及大关节

D. 不发生关节畸形

E. 类风湿因子阳性

30. 关于表皮萎缩正确的是（　　）

A. 表皮突延伸

B. 见于慢性皮炎

C. 见于银屑病

D. 见于硬化萎缩性苔藓

E. 见于急性皮炎

31. 白色糠疹的好发部位是（　　）

A. 躯体及四肢近端

B. 颜面部

C. 头皮躯体及四肢伸侧

D. 小腿

E. 头颈部

32. 白色糠疹与体癣的鉴别要点是（　　）

A. 白色糠疹见于儿童

B. 白色糠疹不痒

C. 体癣呈环形，皮调查真菌阳性

D. 体癣皮疹不能自愈

E. 体癣炎症较明显

33. 扁平苔藓确诊的首选检查是（　　）

A. 真菌镜检　　　 B. 斑贴试验

C. 血象检查　　　 D. 组织病理检查

E. 胸片

34. 不支持扁平苔藓的组织病理表现是（　　　）

A. 角化亢进

B. 基底细胞水肿

C. 真皮全层致密组织细胞增生

D. 真皮浅层带状淋巴细胞浸润

E. 表皮真皮分界不清

35. 以下疾病可以发生同形反应, 除了（　　　）

A. 青年扁平疣　　　 B. 扁平苔藓

C. 银屑病　　　　　 D. 多形红斑

E. 白癜风

36. 关于玫瑰糠疹, 不正确的是（　　　）

A. 中青年好发

B. 春秋季多见

C. 皮疹一般呈向心性分布

D. 发病后 1～3 个月不等, 皮疹可自行消退

E. 皮疹消退后常复发

37. 同形反应可见于（　　　）

A. 湿疹　　　　　 B. 慢性单纯性苔藓

C. 扁平苔藓　　　 D. 红皮病

E. 多形红斑

38. 关于多形红斑正确的是（　　）

A. 发病突然，常有前驱症状

B. 好发于成人

C. 冬季多见

D. 好发于四肢远端和面部

E. 无自限性倾向

39. 关于寻常型银屑病正确的有（　　）

A. 好发于四肢屈侧　　B. 头皮不出现

C. 不易复发　　　　　　D. 不引起脱发

E. 皮疹为多形性

40. 关于脓疱型银屑病正确的是（　　）

A. 不伴高热、寒战

B. 皮疹不成批出现

C. 四肢伸侧更易受累

D. 脓疱可融合成脓湖

E. 不会转化为红皮病

41. 下列关于环境因素对红斑狼疮发病的影响，错误的是（　　）

A. 寒冷可促使病情发展

B. 外伤可影响病情的发展

C. 精神创伤可使病情恶化

D. 日晒可使病情加剧

E. 某些药物可诱发药物性红斑狼疮综合征

42. 红斑狼疮的发病由Ⅱ型变态反应所致的是
( )

A. 浆膜炎   B. 狼疮性肾炎

C. 坏死性血管炎   D. 白细胞减少

E. 关节炎

43. 下列人群为盘状红斑狼疮多发人群的是
( )

A. 20岁以下的女性   B. 20～40岁的女性

C. 20～40岁的男性   D. 40岁以上的女性

E. 40岁以上的男性

44. 播散型DLE发展为SLE的概率为（   ）

A. 5%   B. 10%

C. 15%   D. 25%

E. 30%

45. SLE最常见的致死原因是（   ）

A. 间质性肺炎   B. 狼疮性脑病

C. 严重继发感染   D. 肾衰竭

E. 心律失常

46. 下列有关SLE心血管的损害，最常见的是
( )

A. 心律失常   B. 心肌炎

C. 静脉炎   D. 心内膜炎

E. 心包炎

47. SLE 患者出现抗 Sm 抗体阳性，提示伴有
（　　）

A. 心脏损害　　　　　B. 肝脏损害

C. 肾脏损害　　　　　D. 关节损害

E. 呼吸系统损害

48. 治疗盘状红斑狼疮的首选药物是（　　）

A. 糖皮质激素　　　　B. 羟氯喹

C. 反应停　　　　　　D. 硫唑嘌呤

E. 维 A 酸

附二　皮肤性病学见习笔记

见习时间：　　见习地点：　　　见习老师：

1. 本次皮肤性病学要求见习内容

2. 本次皮肤性病学见习所学到的知识点

3. 本次见习自己的感受

附三 皮肤性病学见习课反馈表

见习课反馈表

见习内容：

见习老师：

见习场所：

见习课安排	很好	好	一般	较差
见习科质量	很高	高	一般	较差
见习科收获	很多	多	一般	较差

您对老师说：

彩　　图

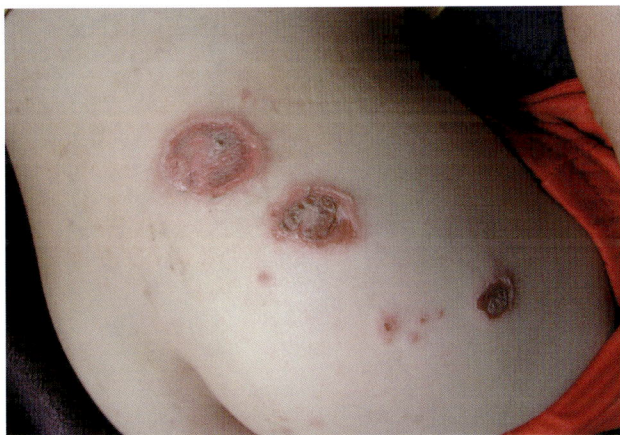

彩图 1　寻常型脓疱疮：皮损分布于背部表现为糜烂及痂，具传染性

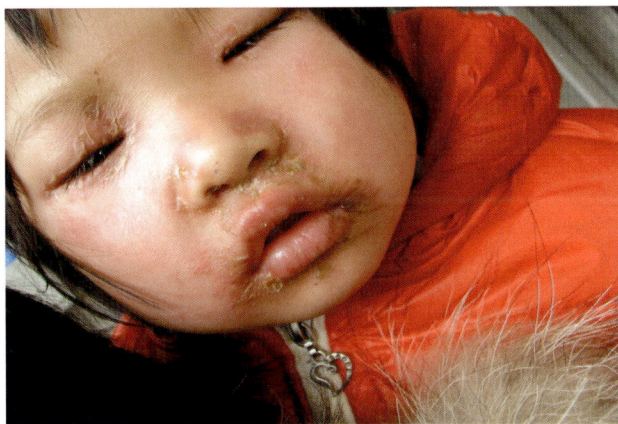

彩图 2　葡萄球菌性烫伤样皮肤综合征（SSSS）：眼部，鼻部及口周可见红斑及黄色痂，其中口角可见皲裂（有一定诊断价值）

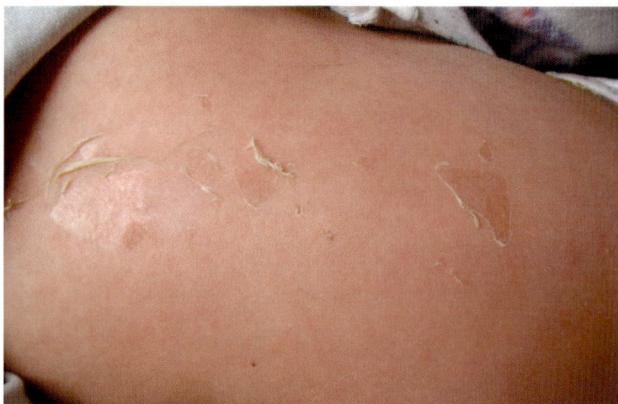

彩图 3 葡萄球菌性烫伤样皮肤综合征（SSSS）：躯干可见水肿性红斑，表面可见剥脱的表皮如同烫伤样

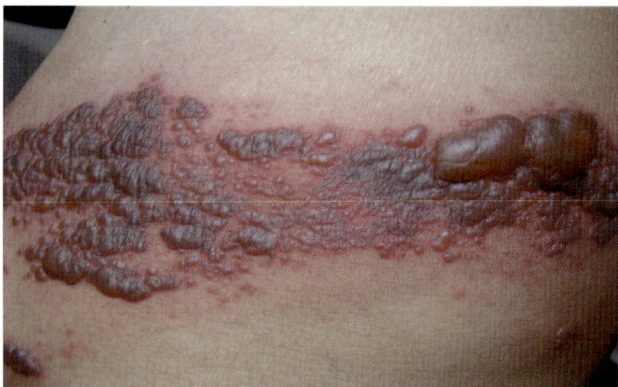

彩图 4 血性带状疱疹：皮损分布于腰部表现为红斑及大疱，疱液呈血性

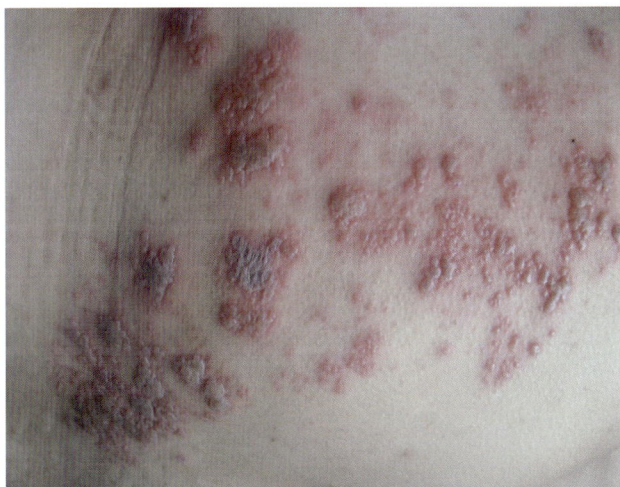

彩图 5　带状疱疹：皮损分布于臀部表现为米粒至绿豆大水疱，水疱呈簇状

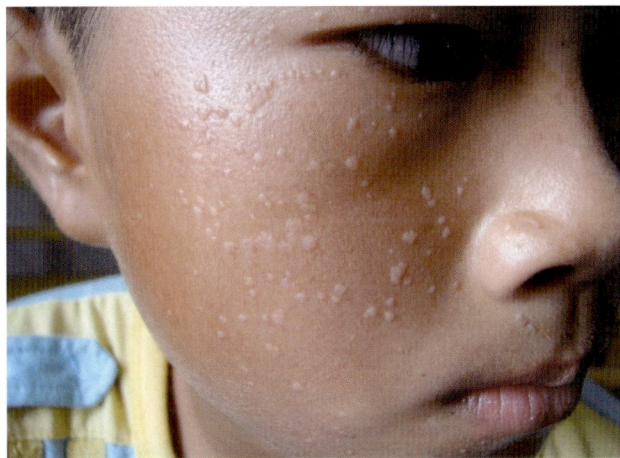

彩图 6　扁平疣：面部可见多个扁平正常肤色丘疹

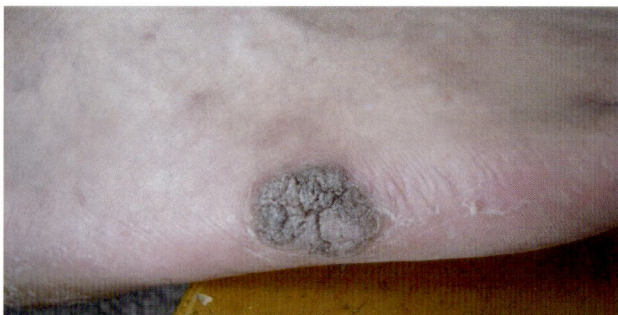

彩图 7　寻常疣：足外侧可见淡褐色斑块，表面粗糙

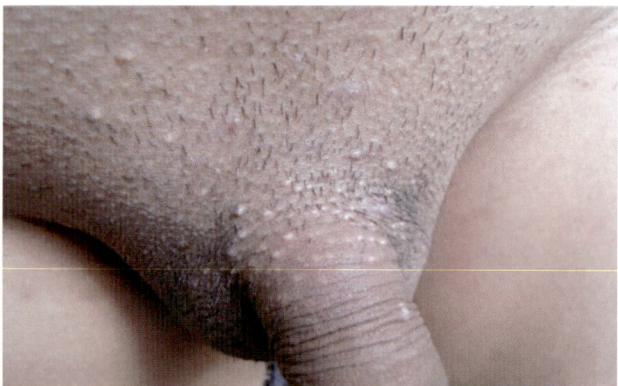

彩图 8　传染性软疣：外阴部可见米粒大丘疹，表面有蜡样光泽

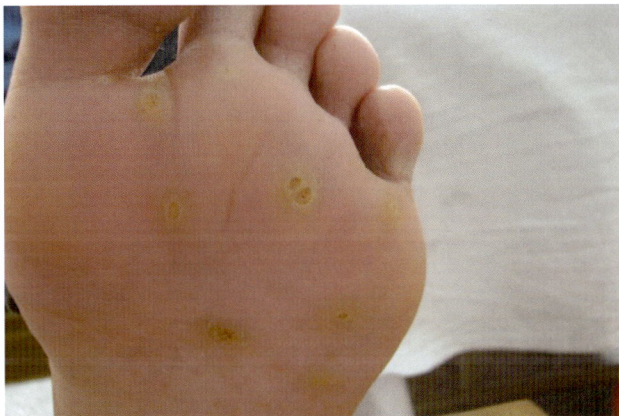

彩图 9　趾疣：皮损分布于足趾表现为淡黄色丘疹，中央有黑点，表面粗糙

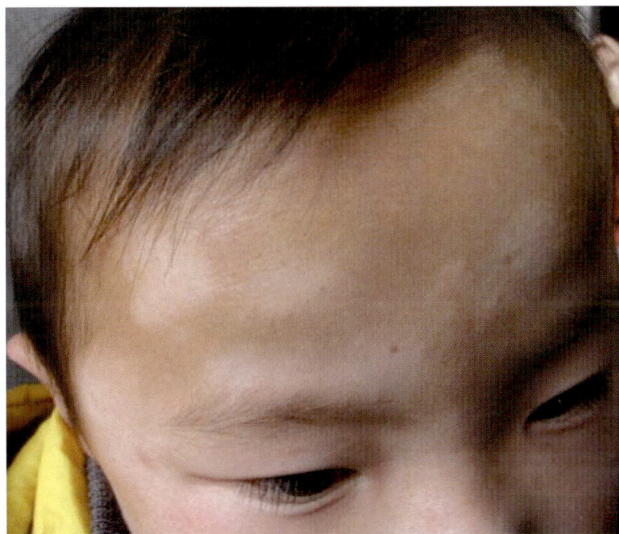

彩图 10　白色糠疹：皮损分布于面部表现为白色斑片，表面有细小鳞屑

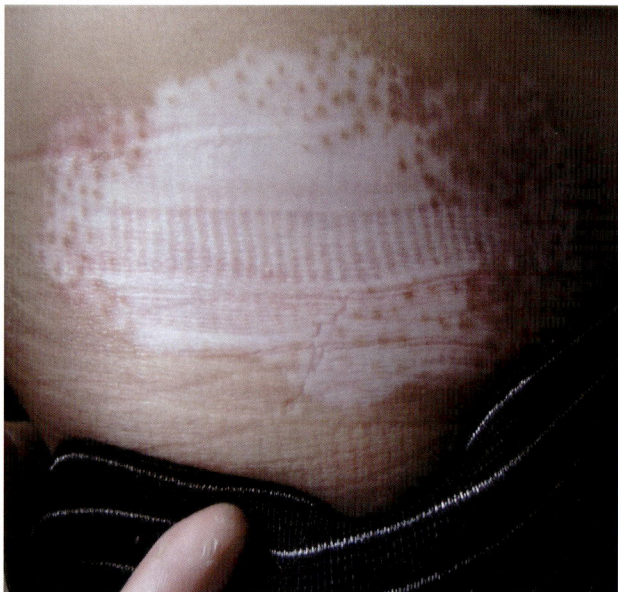

彩图 11　白癜风：皮损分布于腰部表现为白斑边缘可见点状色素沉着

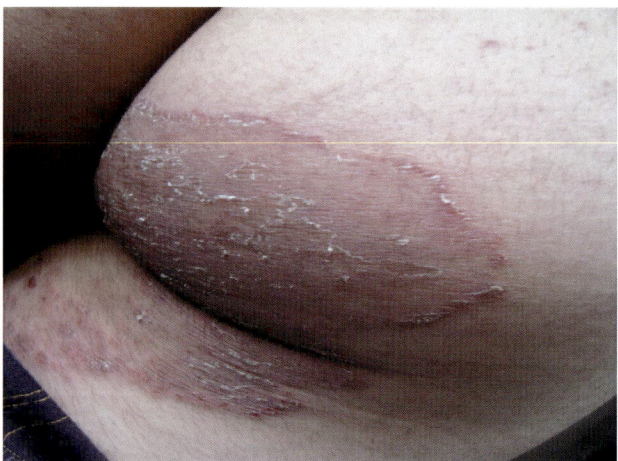

彩图 12　股癣：皮损分布于臀部表现为边界清楚红色斑片，边缘有丘疹及脱屑

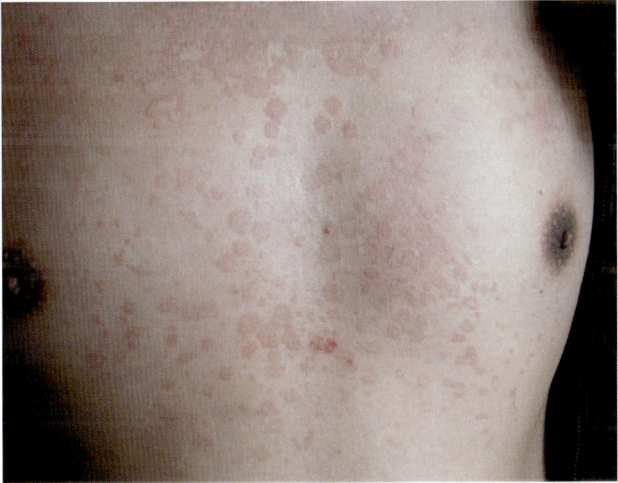

彩图 13 花斑癣：皮损分布于前胸部表现为多个红色斑块，表面有细小鳞屑

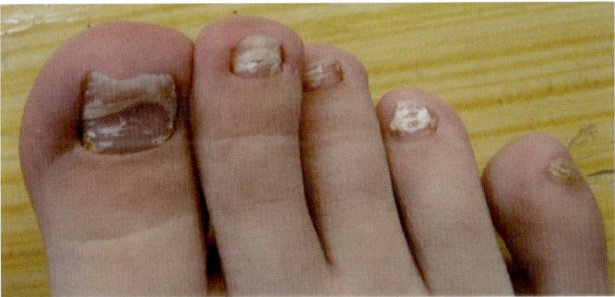

彩图 14 甲癣：足指甲可见白色碎屑

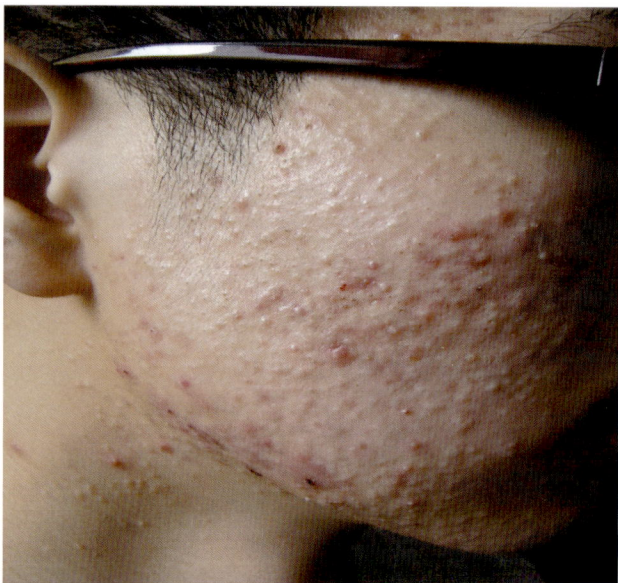

彩图 15 痤疮：皮损表现为脓疱，粉刺，炎性丘疹

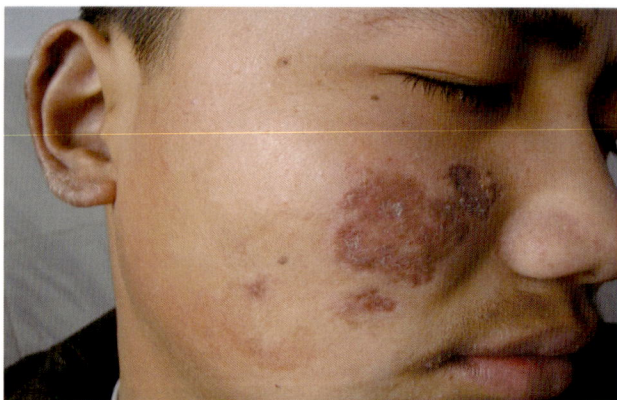

彩图 16 盘状红斑狼疮：皮损分布于面部表现为淡褐色斑片，中央皮肤萎缩，常误诊为冻疮

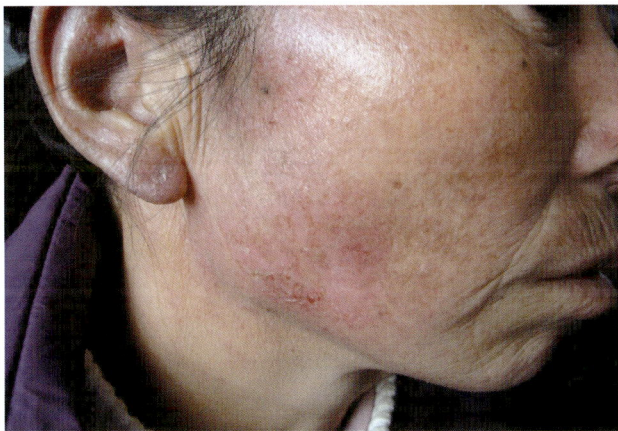

彩图 17　系统性红斑狼疮：皮损分布于面部，耳部表现为紫红色斑片

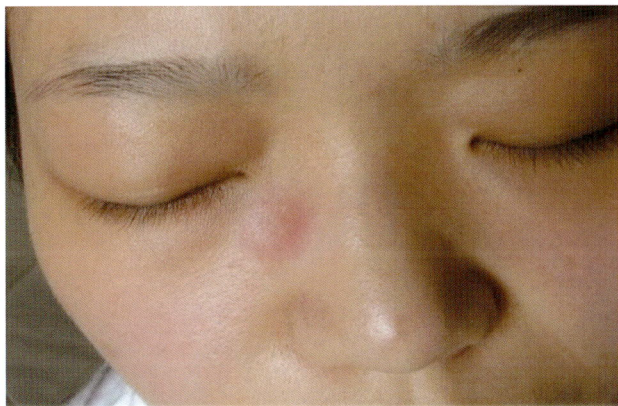

彩图 18　亚急性红斑狼疮：皮损分布于面部表现为浸润性红斑

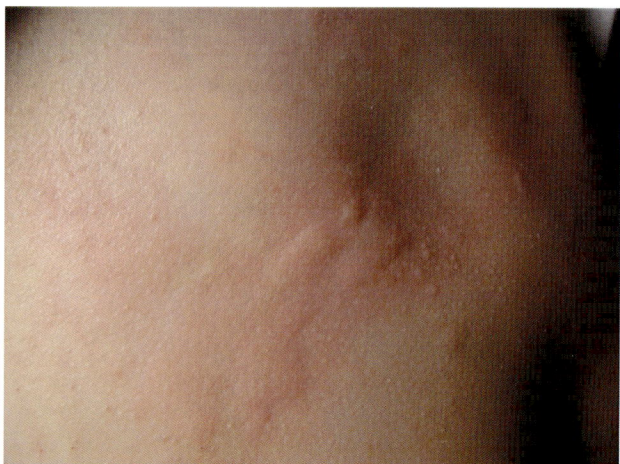

彩图 19　荨麻疹：皮肤分布于躯干表现为红色风团

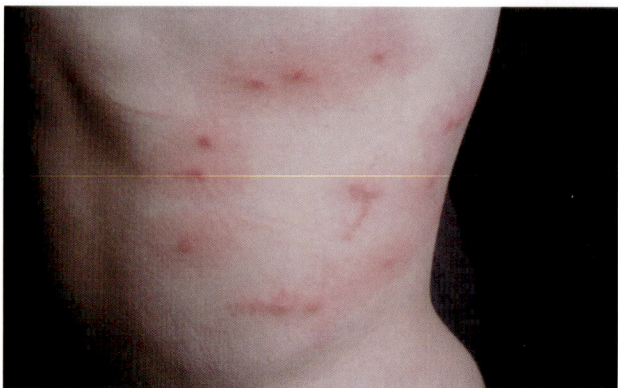

彩图 20　丘疹性荨麻疹：表现为梭形红色风团，其上有丘疹

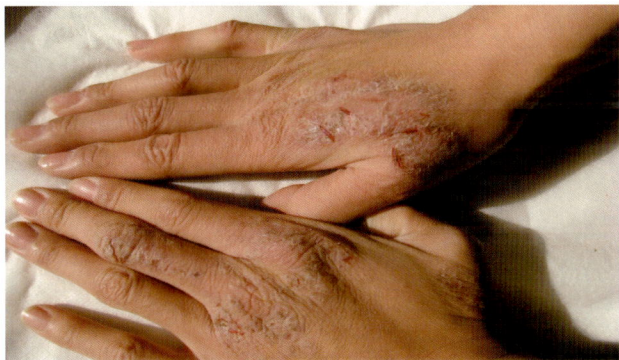

彩图 21 皲裂性湿疹：皮损分布于手背部表现为红斑，皲裂及鳞屑

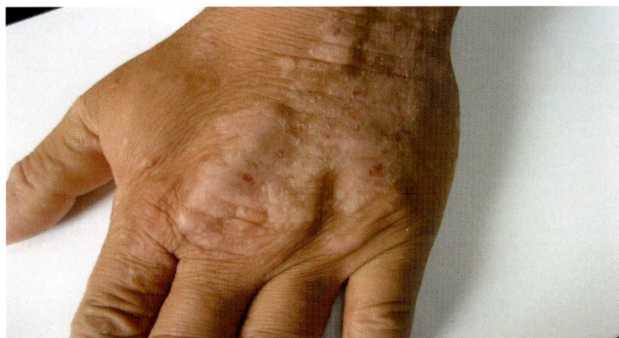

彩图 22 慢性湿疹：皮损分布于手背部表现为肥厚性斑块

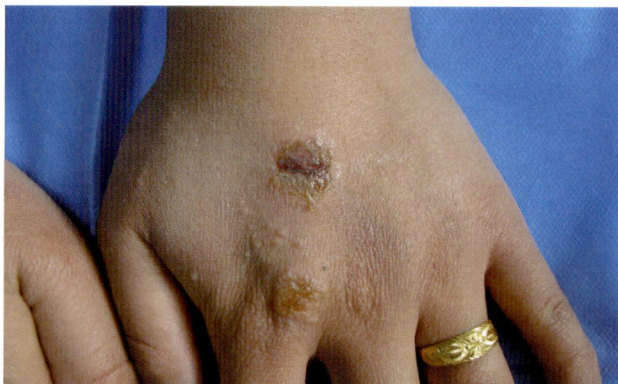

彩图 23　亚急性湿疹：皮损分布于手背表现为丘疱疹及痂

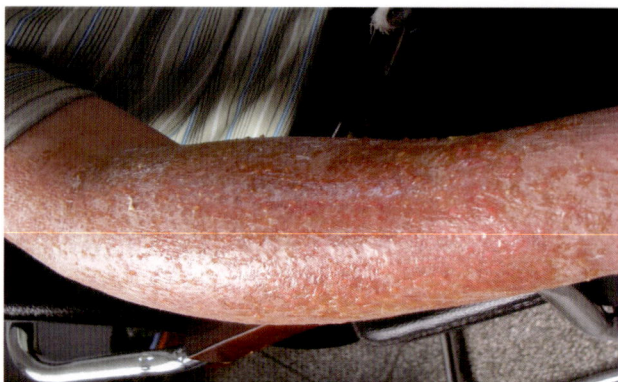

彩图 24　急性湿疹：皮损分布于于上肢表现为红色斑块，渗液

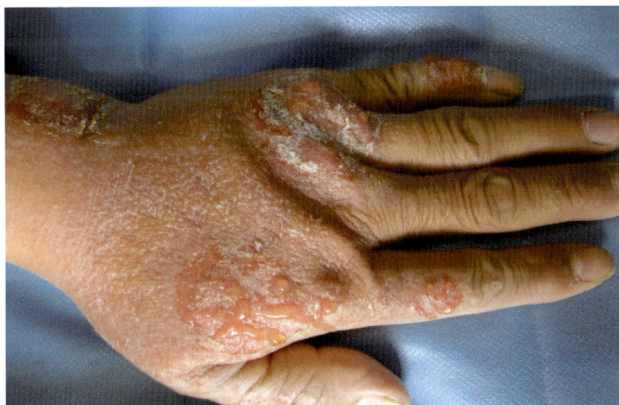

彩图 25　急性湿疹：皮损分布于手背表现为红斑及渗液

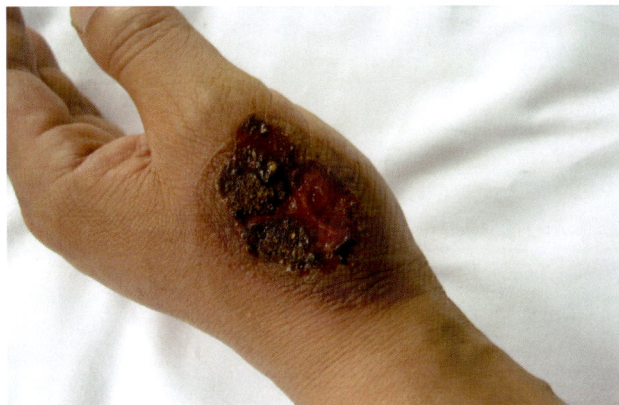

彩图 26　固定型药疹：皮损分布于手背表现为糜烂及痂边缘为紫红色

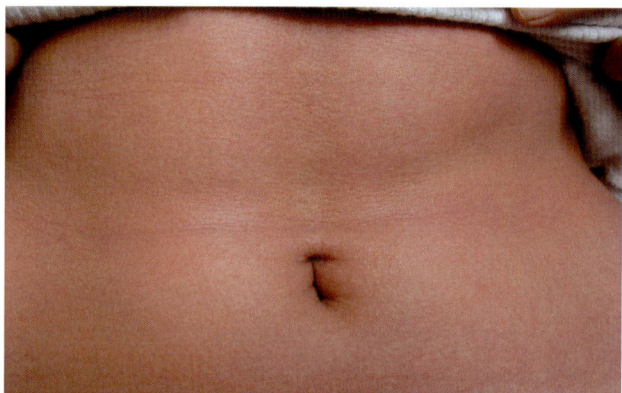

彩图 27　药物性皮炎：红皮病型型药物性皮炎，皮损分布全身表现
为暗红色斑片

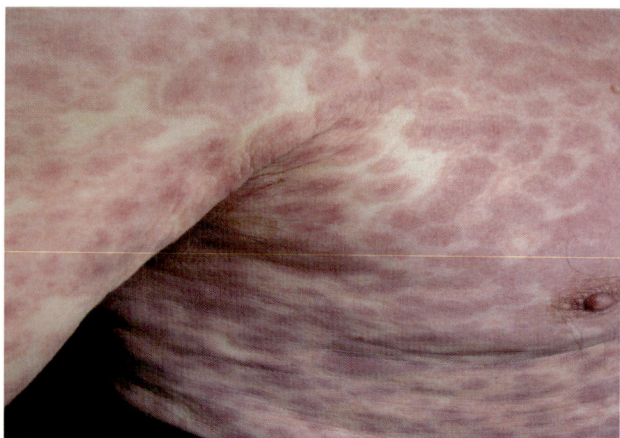

彩图 28　药物性皮炎：多性红斑型药物性皮炎，皮损分布全身表现
为椭圆形紫红色斑片

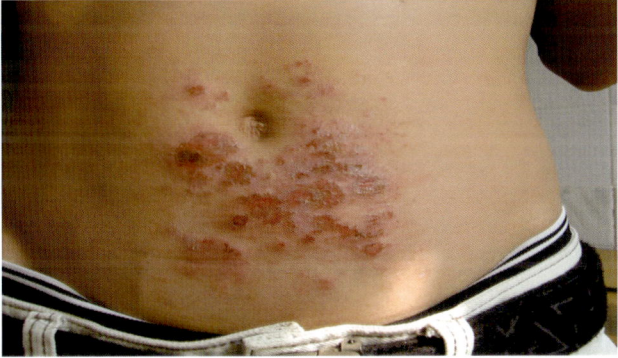

彩图 29　接触性皮炎：皮损分布于脐周，表现为红斑，糜烂，患者
接触皮带金属头所致

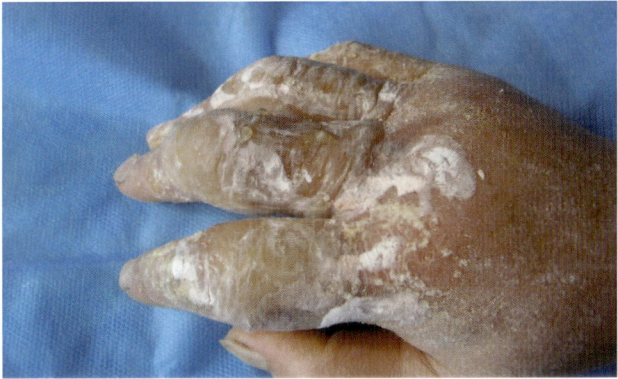

彩图 30　接触性皮炎：皮损分布于手部，表现为水肿性红斑，水疱，
糜烂，渗液，患者敷草药剂所致

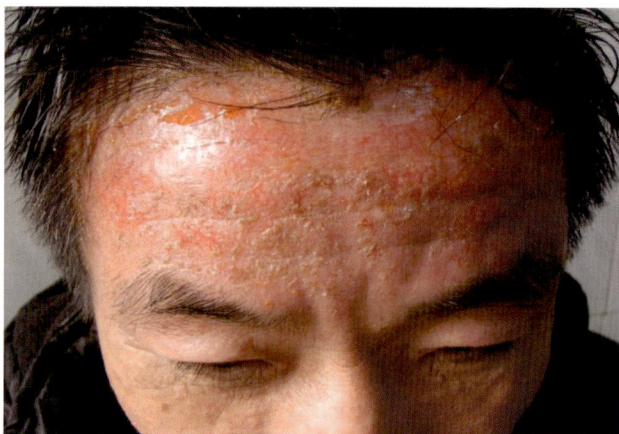

彩图 31　接触性皮炎：皮损分布于头部，表现为水肿性红斑，水疱，糜烂，渗液，患者染发剂所致

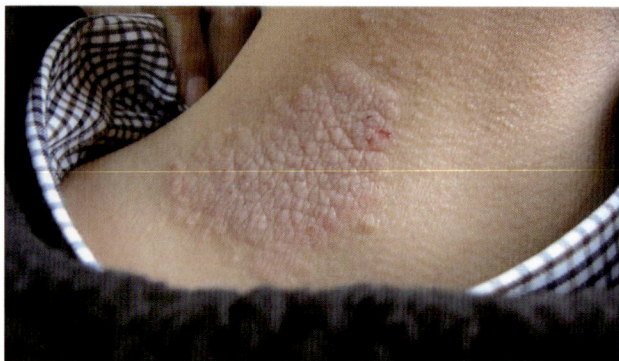

彩图 32　慢性苔藓样糠疹（神经性皮炎）：皮损分布于颈部表现为苔藓样变

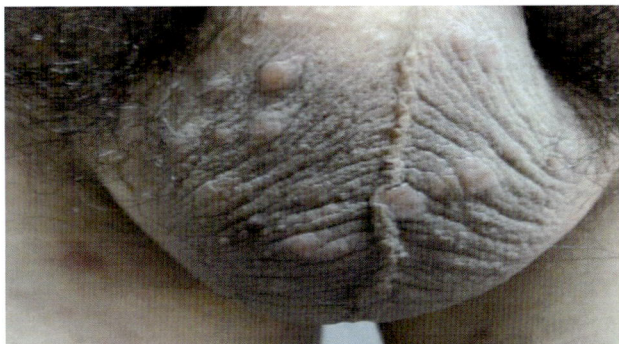

彩图 33　疥疮：皮损分布于阴囊表现为结节，又称疥疮结节

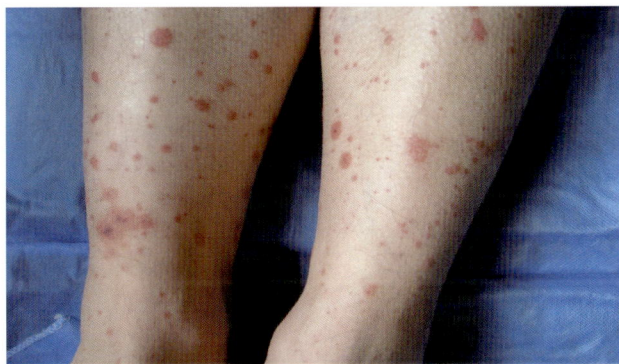

彩图 34　过敏性紫癜：皮损分布于下肢表现为瘀斑及紫癜

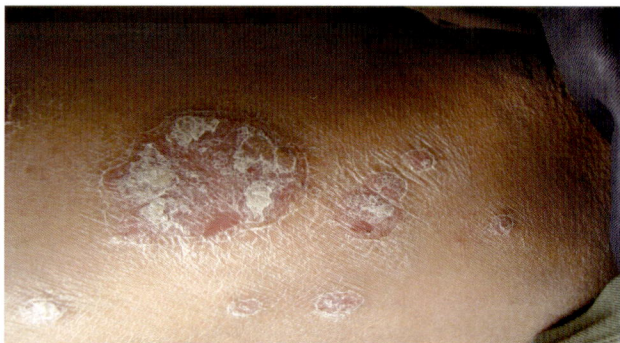

彩图 35　银屑病：皮损表现为红斑块其上有白色鳞屑

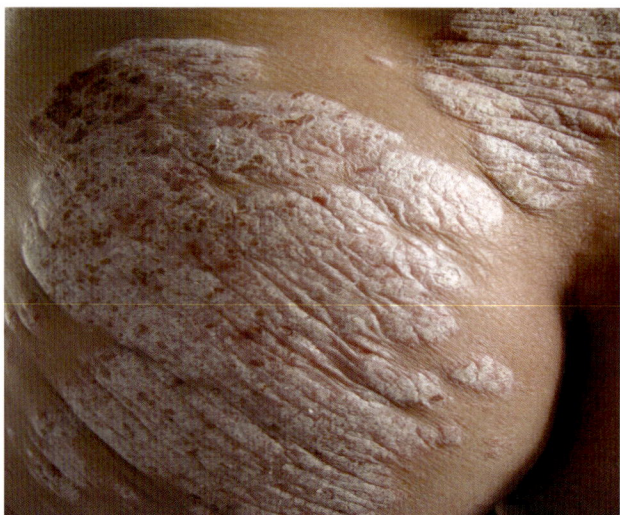

彩图 36　斑块状银屑病：皮损表现为红斑块其上有多层白色鳞屑

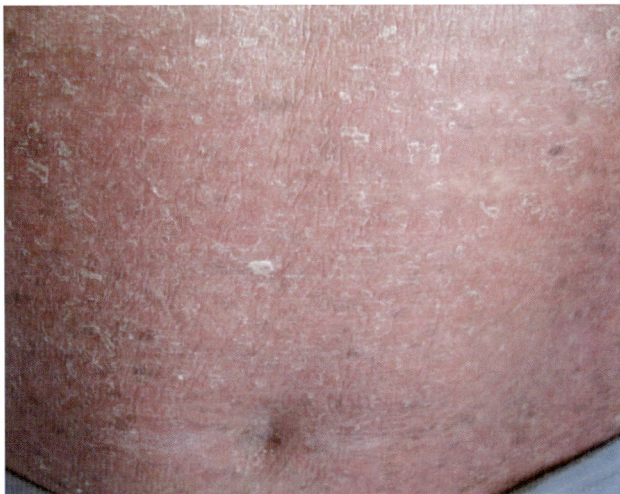

彩图 37　银屑病：红皮病型，皮损分布于全身变为弥漫性红斑，其上有鳞屑

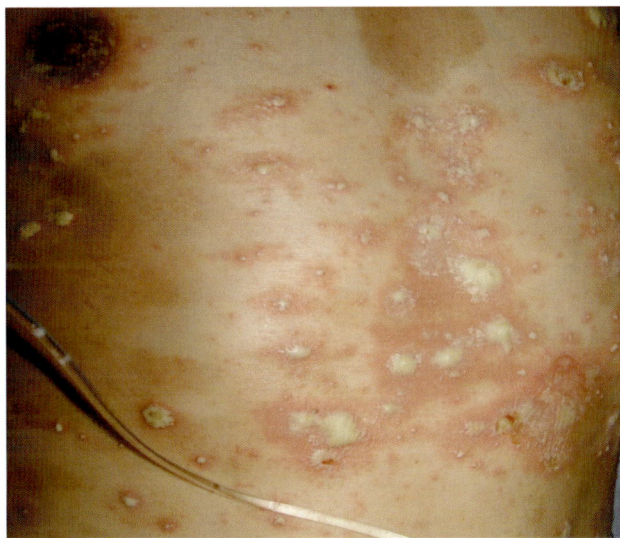

彩图 38　银屑病：脓疱型，皮损分布全身表现为红斑，其上有脓疱，此脓疱为无菌性脓疱

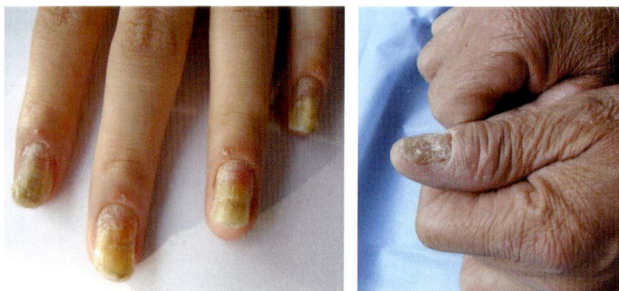

彩图 39　银屑病：银屑病甲损害，表现为甲板失去光泽，可见点状凹陷

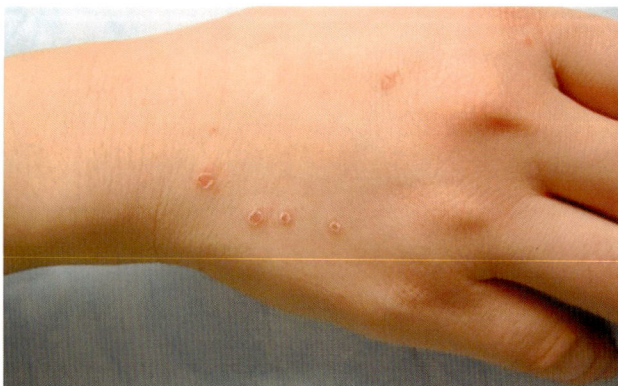

彩图 40　银屑病：银屑病同形反应损害，注射后针眼处出现红斑，鳞屑样丘疹

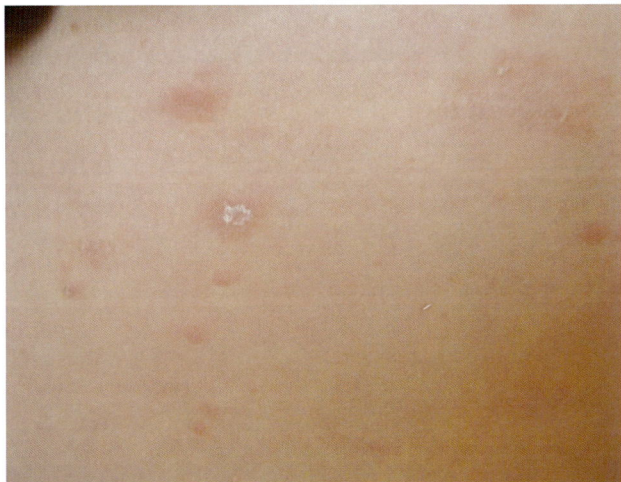

彩图 41　玫瑰糠疹：皮损表现为椭圆形红斑，其上有皱纹纸样鳞屑

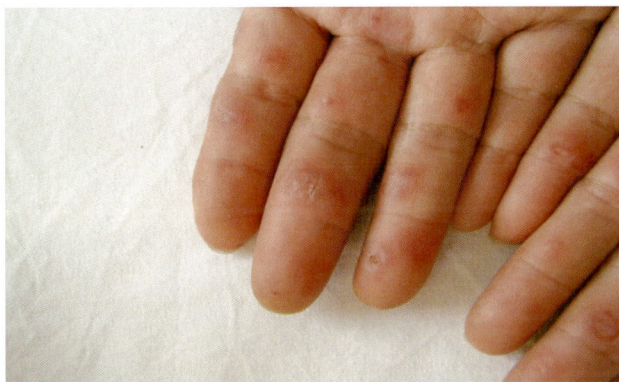

彩图 42　多形红斑：皮损分布于手掌表现为圆形红斑，其上有水疱

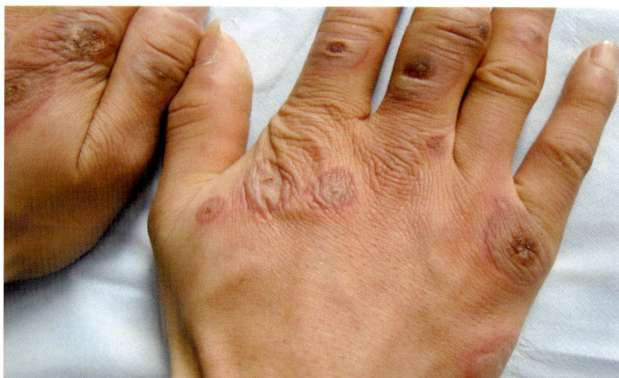

彩图43 多形红斑：皮损分布于手背表现为圆形紫红斑，其上有水疱，外观似靶样

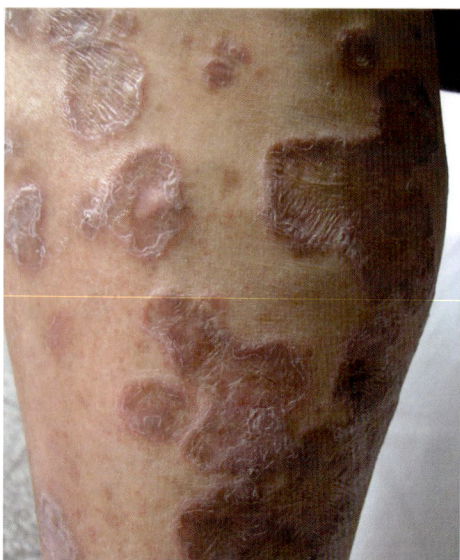

彩图44 扁平苔藓：皮损表现为紫红色斑块，表面可见网状白色细纹（Wikham 纹）

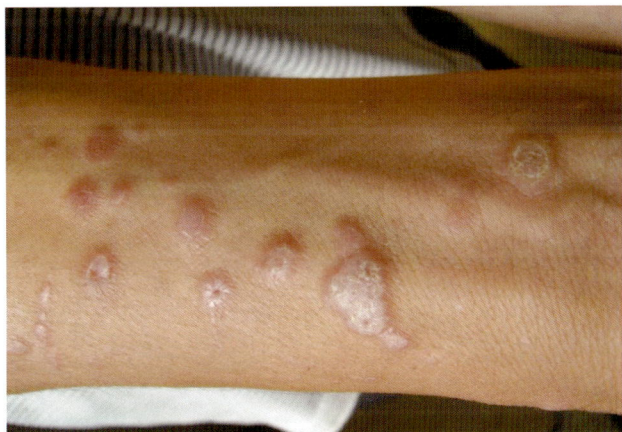

彩图 45　扁平苔藓：皮损表现为紫红色斑块及扁平丘疹，表面可见
网状白色细纹（Wikham 纹）

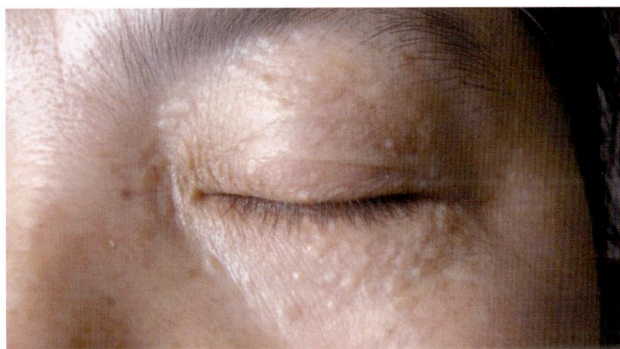

彩图 46　汗管瘤：皮损分布于眼睑表现为扁平丘疹

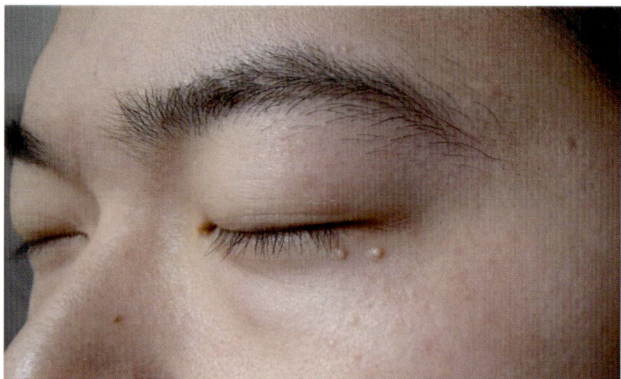

彩图 47　粟丘疹：皮损分布于眼睑表现为白色丘疹

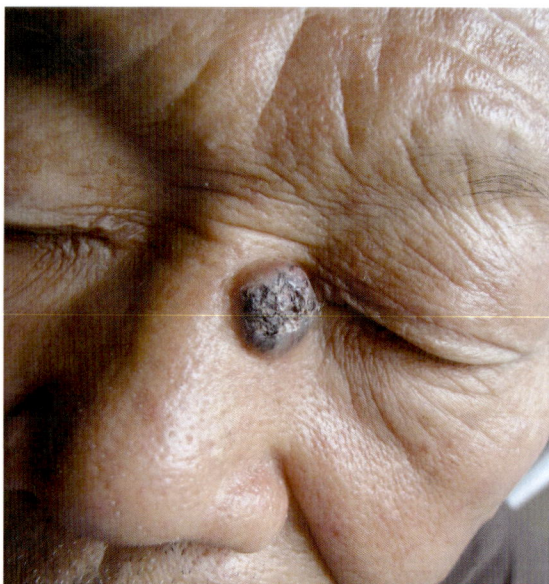

彩图 48　基底细胞癌：皮损分布于鼻根部表现为黑色肿块

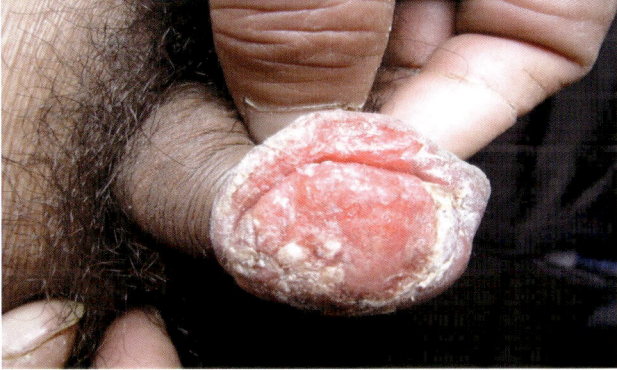

彩图 49　皮肤鳞状细胞癌：皮损分布于包皮，龟头部表现为浸润性
红斑，表面粗糙

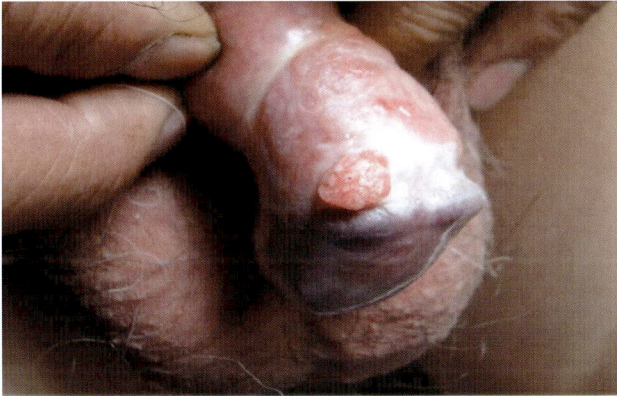

彩图 50　皮肤鳞状细胞癌：皮损分布于包皮，龟头部表现为浸润性
红斑及肿瘤

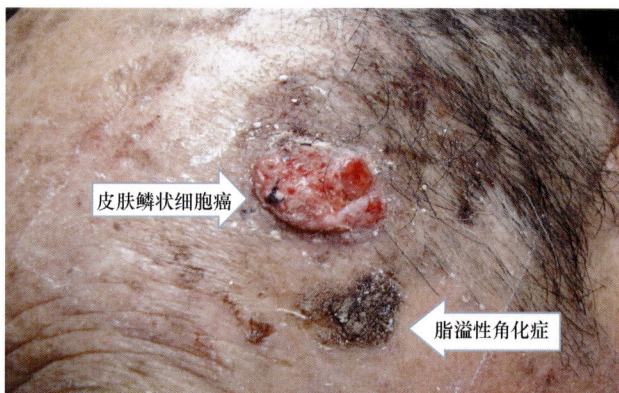

彩图 51　皮肤鳞状细胞癌：皮损分布于颞部，表现为浸润性红斑块，
表面粗糙

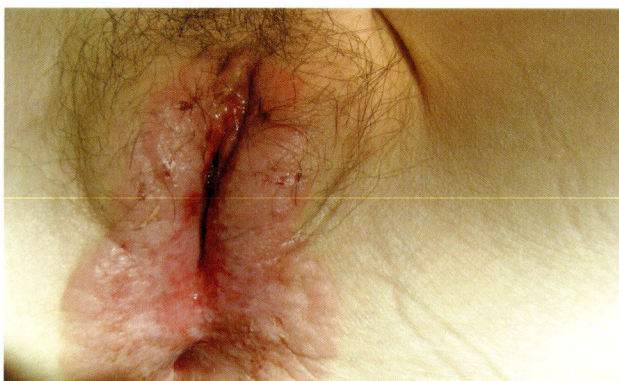

彩图 52　乳房外帕杰氏病：皮损分布于大小阴唇及会阴表现为红斑
及糜烂，临床易误诊为湿疹

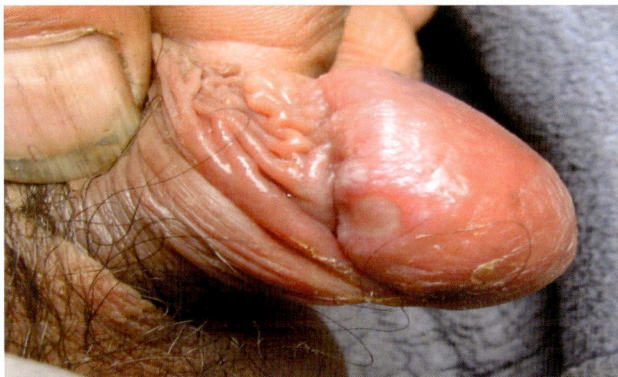

彩图 53 梅毒：一期梅毒硬下疳，皮损分布于龟头部表现为糜烂，边缘光滑呈堤状

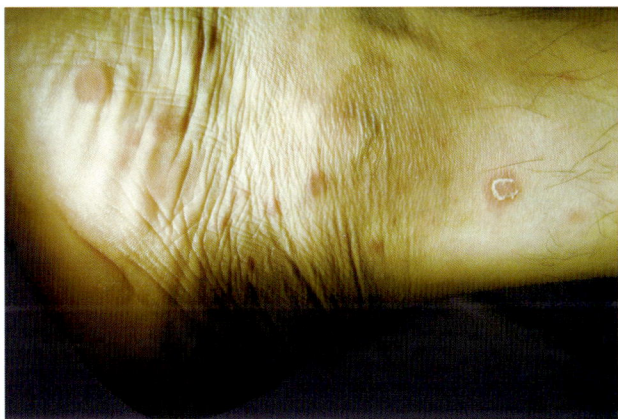

彩图 54 梅毒：二期梅毒疹，皮损分布于足部表现为椭圆形红斑，其上有少许鳞屑，易误诊为玫瑰糠疹

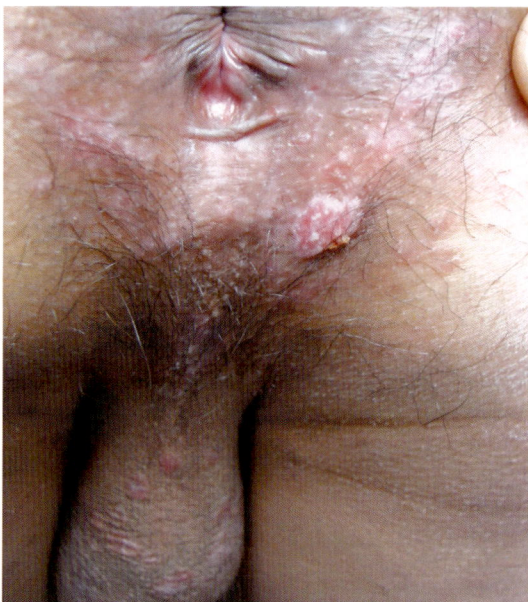

彩图 55 梅毒：二期梅毒疹，扁平湿疣。皮损分布于肛周，表现为扁平红色斑块

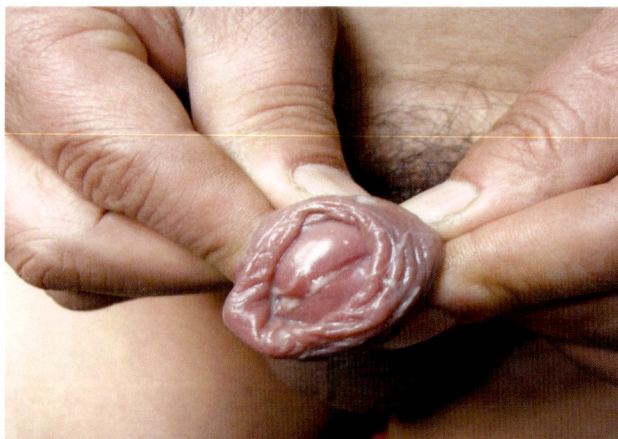

彩图 56 淋病：尿道口脓性分泌物

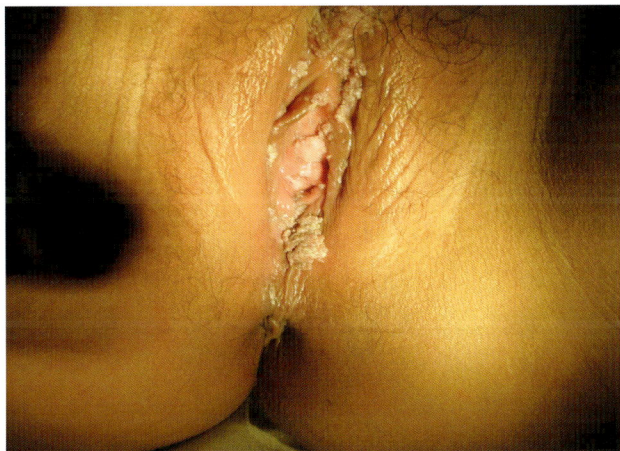

彩图 57 尖锐湿疣: 皮损分布于外阴表现为灰白色丘疹

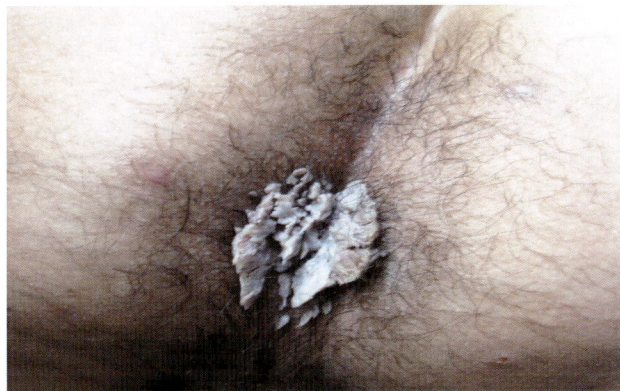

彩图 58 尖锐湿疣: 皮损分布于肛周表现为灰白色斑块

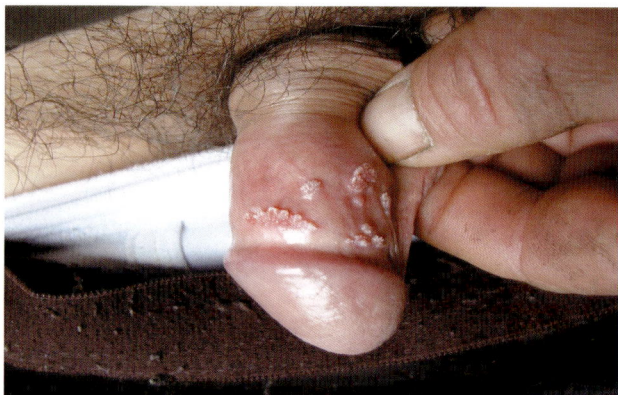

彩图 59　尖锐湿疣：皮损分布于包皮表现为多个灰白色丘疹

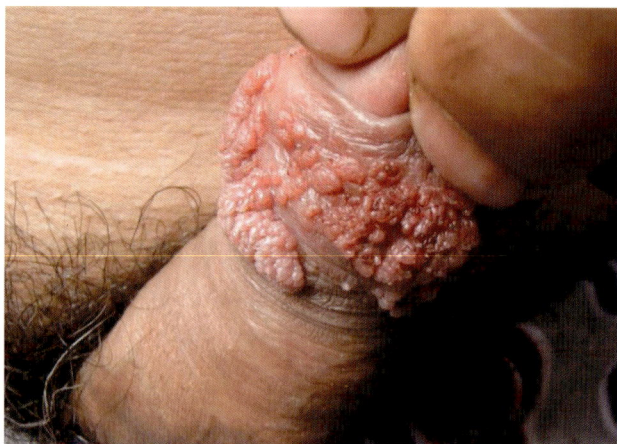

彩图 60　尖锐湿疣：皮损分布于包皮表现为多个淡红色丘疹

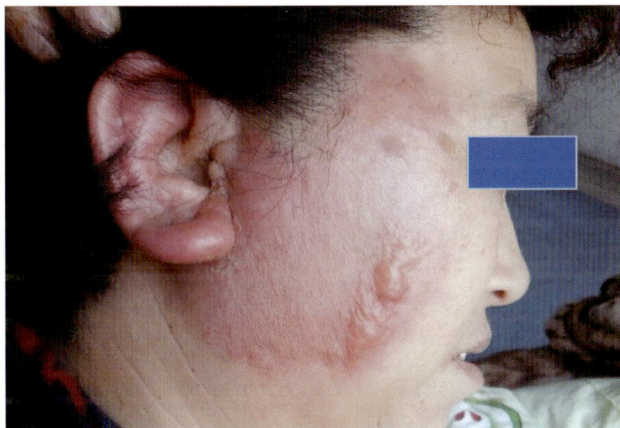

彩图 61　丹毒：皮损分布于耳部及面部表现为水肿性红斑及水疱